뱃속아기와 나누고 싶은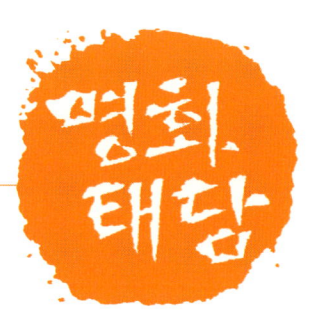

그림 싣는 순서

제주생활의 중도(中道)·이왈종 함께 살아가는 따뜻한 이야기가 담긴 그림 4
청록산수·김기창 잃어버린 마음의 고향을 연상케 하는 그림 6
태양을 먹은 새·김기창 위대한 예술혼이 살아 움직이는 그림 8
십장생·김기창 장생복락을 기원하는 그림 10
노점·김기창 열심히 살아가는 소박한 사람들의 삶이 담긴 그림 12
봄의 어린이·이중섭 순수한 동심의 세계로 이끄는 그림 14
황소·이중섭 그리움이 짙게 배어 나오는 그림 16
구상네 가족·이중섭 가족의 소중함을 새삼 일깨워 주는 그림 18
환희·이중섭 열정과 기쁨, 즐거움이 가득한 그림 20
꽃피는 시절·이만익 어린 시절로 돌아가고픈 그림 22
새날·이만익 생동감과 신비감이 넘치는 상서로운 그림 24
노목과 어린 나무·박수근 엄마와 아기의 모습을 닮은 나무 그림 26
시장의 사람들·박수근 오순도순 정겨운 사람들이 모여 있는 그림 28
달 둘·김환기 한 편의 시가 있는 그림 30
영원의 노래·김환기 사랑의 속삭임이 들리는 그림 32
산·김환기 아름다운 시조 한 수가 떠오르는 그림 34
제주생활의 중도(中道)·이왈종 우리네 은근한 정이 묻어나는 그림 36
자화상·장욱진 한 화가의 외길 인생이 담겨진 그림 38
닭과 아이·장욱진 기분 좋은 꿈같은 그림 40
나무·장욱진 여름의 생명력이 느껴지는 그림 42
나무와 새·장욱진 영혼이 맑은 아이를 닮은 그림 44
모자(母子)·박수근 어머니의 푸근한 사랑이 느껴지는 그림 46
노상·박수근 일상에 숨어있는 삶의 미학이 스민 그림 48
무제·김환기 무한한 우주를 여행하는 듯한 그림 50

여는 글

뱃속아기에게 보여주고 싶은 그림, 들려주고 싶은 그림이야기

큐레이터라는 직업을 가진 저는 미술 안에 살고 있습니다. 그래서 행복합니다.
특히 이번 작업에 함께 참여할 수 있어 새삼 큐레이터라는 직업에 자부심마저 느끼게 되었습니다.
처음 '명화 태담'이란 말을 들었을 때는 약간 생소했어요. 하지만 곧 엄마 눈을 통해 뱃속아기에게 좋은 그림을
보여주고, 엄마와 아기가 함께 느낌을 나눌 수 있게 해준다는 상상만으로도 정말 행복한 기분이 들더군요.

예로부터 전해 내려오는 우리나라 태교에 아기를 가진 산모에게 삼불(三不)이 있다고 합니다.
나쁜 말은 듣지도 말고, 나쁜 것은 보지도 말며, 나쁜 생각은 품지도 말라는 태교의 기본 지침 같은 얘기지요.
그래서 아기를 가진 산모는 항상 좋은 말만 들으려 하고, 선인의 명구를 암송하고, 시나 붓글씨를 쓰며
마음을 정갈하게 유지하도록 애썼다고 합니다.
현대과학이 태교의 과학성을 입증하고 있는 현실을 볼 때, 우리 옛 성현들의 지혜가 대단하다는 생각이 들었습니다.

그렇다면 뱃속아기와 엄마에게 좋은 그림이 무엇일까? 좋은 느낌, 생각을 갖게 하는 이야기는 무엇일까?
이런 고민에서 출발해 선정한 그림이 김기창, 김환기, 박수근, 이중섭, 장욱진, 이왈종, 이만익 화백의 작품들입니다.
우리나라 대표적인 화가들로 우리 정서가 짙게 배어있는 서정적이고 시적인 그림을 그리신 분들이지요.
그리고 한결같이 어린아이처럼 맑고 고운 심성으로 살아오신 분들입니다.
이분들의 아름다운 삶이 아름다운 그림으로 남아 뜻깊은 명화 태담을 꾸밀 수 있었습니다.

아기를 가진 엄마에게 꼭 보여주고 싶은 그림, 엄마가 뱃속아기에게 꼭 들려주고 싶은 그림이야기를 담아
고귀한 생명을 잉태한 엄마와 뱃속아기에게 선물해드리고 싶습니다.

황성옥(서울시립미술관 큐레이터)

함께 살아가는 따뜻한 이야기가 담긴 그림
제주생활의 중도(中道) · 이왈종

바다인지 육지인지, 하늘인지 땅인지 뚜렷한 경계가 없다.
통통배를 타고 고기를 잡는 어부들의 힘찬 모습도 보이고,
지저귀듯 날아다니는 새들과 소담스럽게 피어있는 꽃이 있고,
집과 자동차, 텔레비전, 물고기, 사슴들이 마치 숨은 그림 찾기라도 하듯
화면 전체에 흩어져 숨어있다.
남쪽 작은 섬 제주의 어느 여름날의 전경.
평범한 사람들의 삶과 일상이 하나의 공간 안에서
마치 강물이 흐르듯 부드럽게 펼쳐져 있다.
시간과 공간을 열어놓고 일상의 사물들이 서로 공존하게 함으로써
사람들이 살아가는 따뜻한 이야기들을 담아내고자 하는 것이
이왈종 화백만의 독특한 회화풀이법이다.
'욕심을 버려야 한다. 집착을 끊어야 좋은 작품을 그릴 수 있다.'
이왈종 화백은 이렇게 되뇌며 서울을 떠나 제주로 갔다고 한다.
그의 그림 〈제주생활의 중도〉에서 우리가 보게 되는 것은
어느 한 곳에 집착하지 않고, 또 어느 쪽에 치우치지도 않는 평상심의 세계로,
사사로운 인간의 물욕에서 벗어난 수도자의 마음 같은 것은 아닐까?

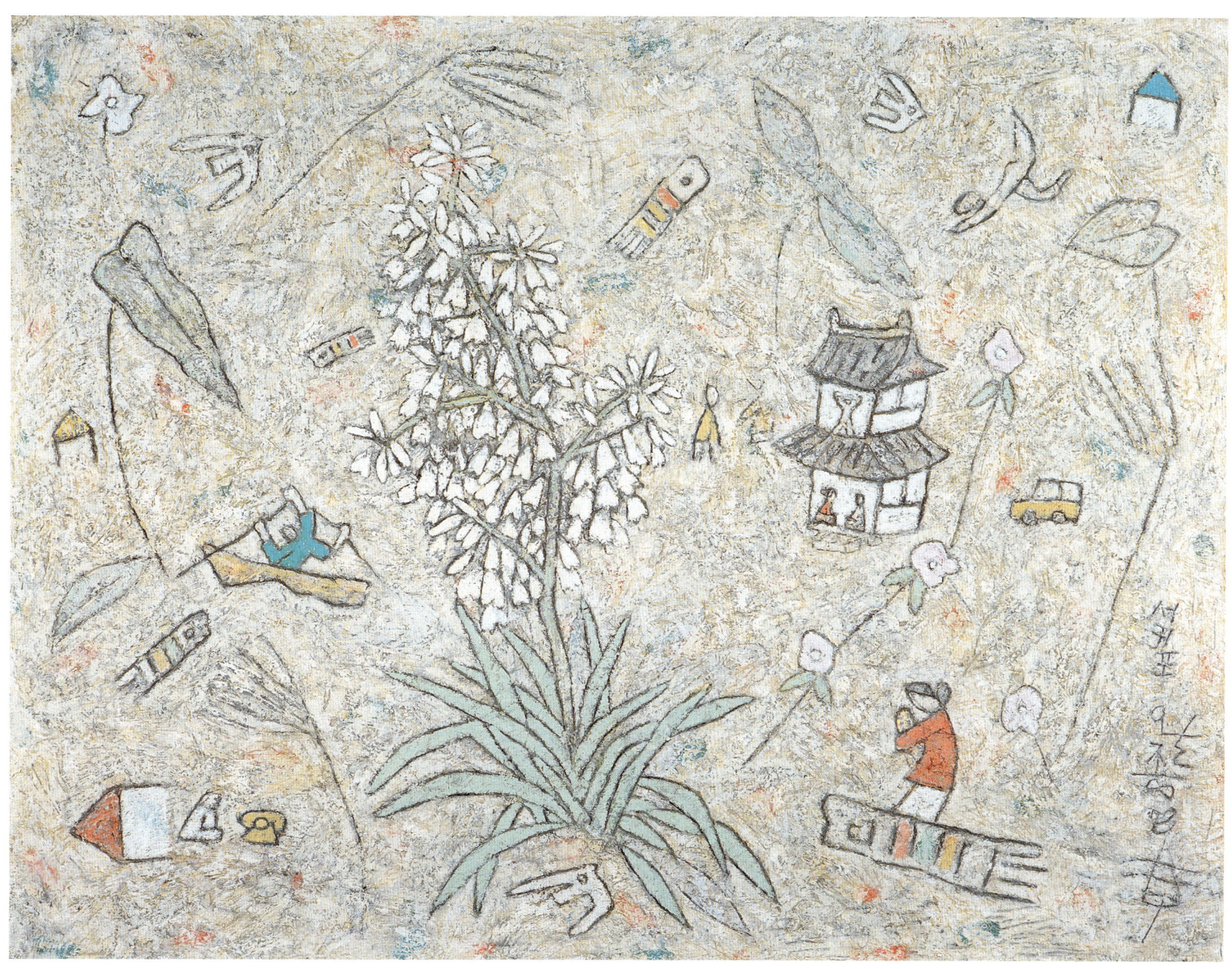

〈제주생활의 중도(中道)〉 이왈종, 한지에 혼합, 183×230cm, 1999년

잃어버린 마음의 고향을 연상케 하는 그림
〈청록산수〉· 김기창

묵선이 두드러진 짙은 청록색의 산과 산 아래에서 소꼴을 먹이는
목동들의 모습이 무척이나 한가롭고 정겨워 보인다.
깊은 산골에서 흘러내려 온 맑은 시냇물과
넓은 들녘에 지천으로 피어 있는 이름 모를 꽃과 풀,
아름다운 우리의 산천을 더욱 아름답게 수놓아 주는 목가적인 풍경이다.
그림에 등장하는 사물들이 마치 살아있는 듯한 섬세한 필선과
우리 산하에 대한 아름다운 묘사, 특히 절묘한 구도.
이 그림을 보고 있으면 자연으로 돌아가서 자연에 묻혀 수도자의 자세로
여생을 마친 자연주의자 운보 김기창 화백의 삶과 예술 세계를 느낄 수 있다.

"끝없이 펼쳐진 들판에 돌은 무성하고
해 저물녘 바람결에 피리 소리 은은하네.
고쟁이 입은 채로 밝은 달 아래 누웠으니……."

눈을 감아도 아름다운 선경이 눈앞에 아른거리듯
보는 이로 하여금 평온함을 갖게 하며,
오래 전에 잃어버린 마음의 고향을 연상시키는 그림이다.

비단에 수묵채색, 84×101cm, 1976년

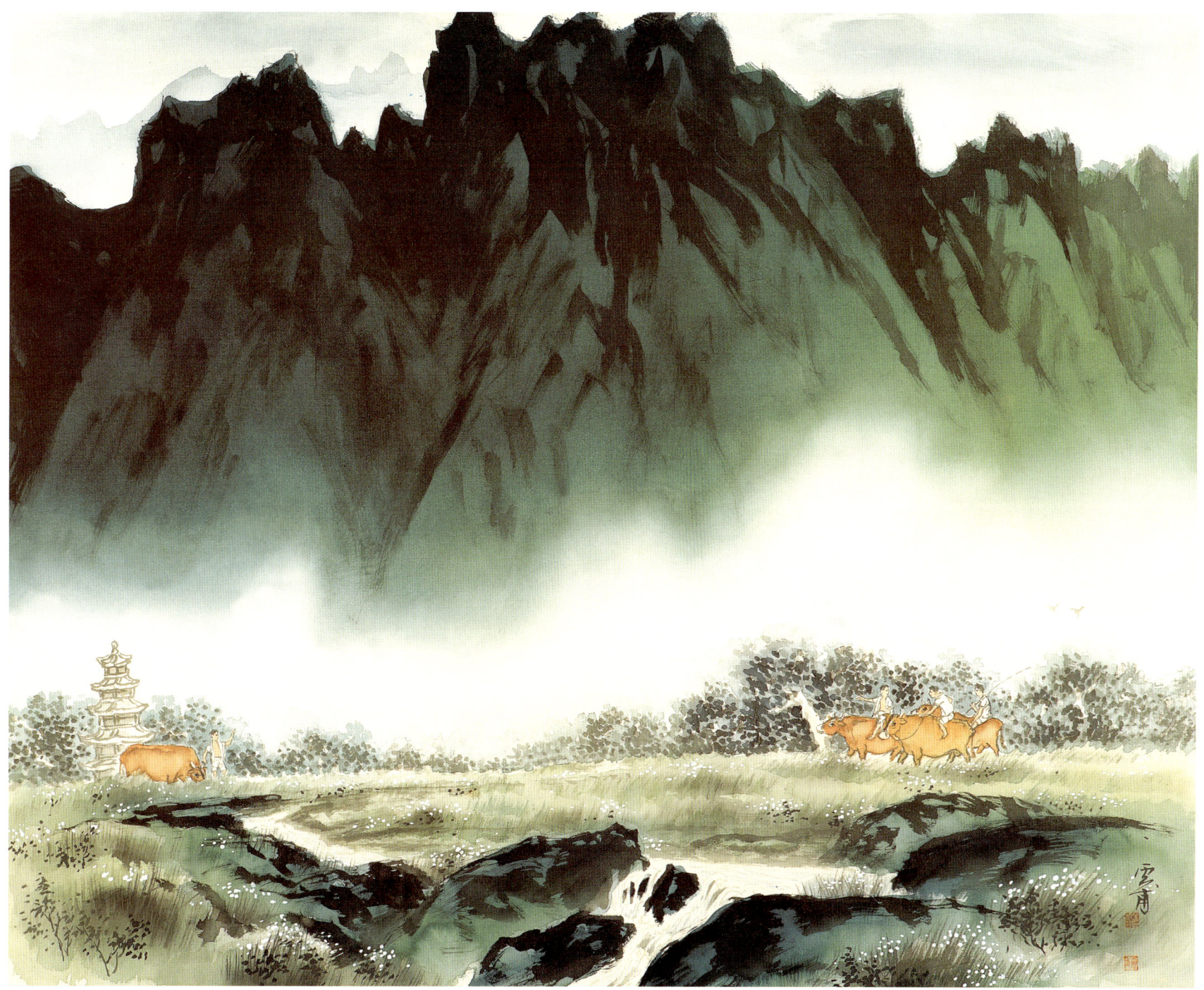

〈청록산수〉 김기창, 비단에 수묵채색, 84×101cm, 1976년

위대한 예술혼이 살아 움직이는 그림
태양을 먹은 새 · 김기창

저 넓은 우주로 비상하여 우주 전체를 집어삼킬 듯
새의 가슴에는 타오르는 붉은 불덩이를 끌어안고 있다.
붉은 불덩이를 가슴에 안은 채 날개를 펼치는 새의 형상이
금방이라도 폭발할 것 같은 활화산처럼 격렬하게 살아 움직인다.

"나의 분신과도 같이 아끼는 작품이다.
비록 소품이긴 하나 우주로 비상하여
우주 전체를 집어삼키고 싶은 내 심정의 표현이기도 하다."
이 그림을 두고 한 작가의 말이다.

그의 자화상 같은 그림 〈태양을 먹은 새〉를 보면
한 시대의 획을 긋는 우리 화단의 거목 김기창 화백의 인생 역정과
청각장애라는 역경을 딛고 불태운 그의 위대한 예술혼을 느낄 수 있다.

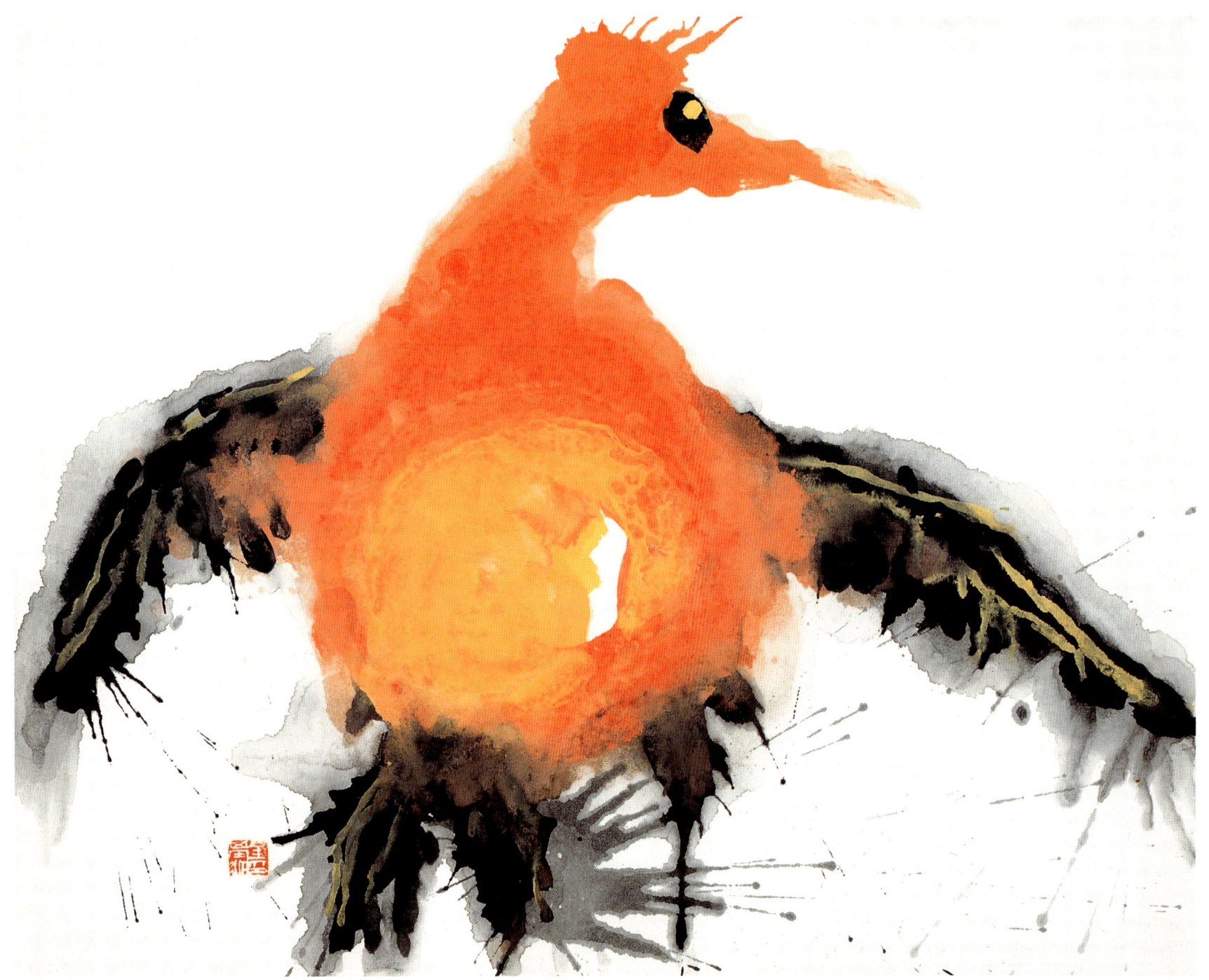

〈태양을 먹은 새〉 김기창, 두방에 수묵채색, 31.5×39cm, 1968년

장생복락을 기원하는 그림

십장생 · 김기창

붉은 해와 초승달,
비상하는 학과 거북,
사슴들이 무리 지어 뛰어 놀고,
계곡의 바위 틈 사이로 흐르는 물,
불로초가 피어있고
소나무가 멋들어진 청록의 삼신산과 선경이 펼쳐진다.
우리 민화 속에 가장 많이 등장하는 십장생.

"가장 한국적이면서도 순수한 인간 감정을 가장 잘 표현해 놓은 것이
바로 우리 민화임을 알게 되었다"

김기창 화백은 서민들의 소박한 꿈과 염원을 담고 있는
민화 속의 십장생을 파격적으로 단순화시켜
현대적인 미술의 표현으로 새롭게 담고자 했다.

종이에 채색, 182×80cm, 1993년

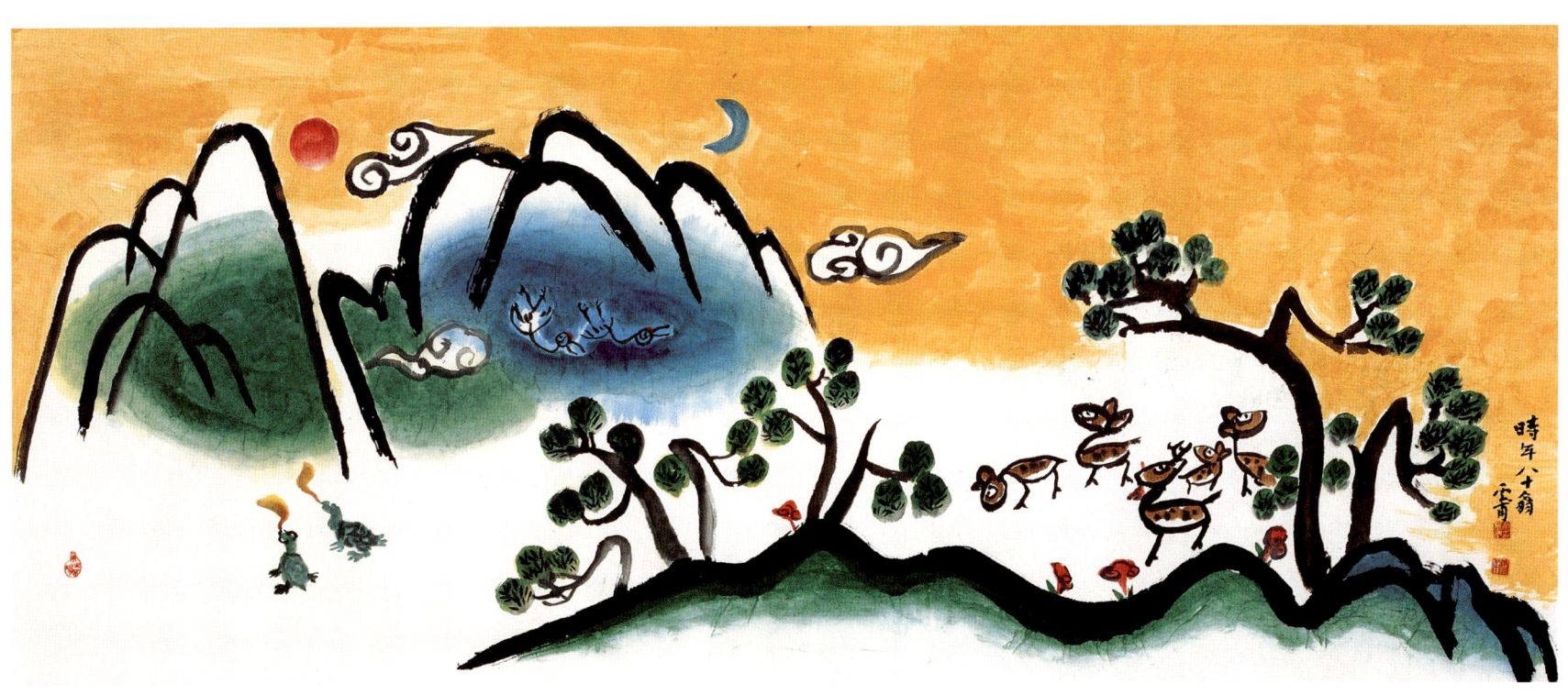

〈십장생〉 김기창, 종이에 채색, 182×80cm, 1993년

열심히 살아가는 소박한 사람들의 삶이 담긴 그림
노점 · 김기창

좁은 시장 길에 쭈그리고 앉아 길바닥에 물건을 펼쳐 놓고 파는 사람들,
시장 구경을 하며 물건을 흥정하는 사람들.
어디를 봐도 전쟁의 흔적은 없다.
이 그림은 6.25 전쟁 이후 피난 시절의 애환과 추억이 담겨있는 작품이지만,
그림의 전체적인 분위기가 전쟁과 가난으로 궁핍해진 어두운 모습이기보다는
오히려 서정적이고 따뜻한 정서가 흐르는 전형적인 한국화이다.
길바닥에 좌판을 벌려놓고 채소와 과일을 파는 아낙의 모습,
갓난아기를 등에 업고 물건을 팔러 다니는 여인의 모습,
또 지게에서 수박을 내리고 있는 남자의 모습,
오랜만의 나들이인 듯 곱게 차려입은 엄마와 딸의 수줍은 모습,
시장 사람들의 모습 하나 하나가 정겹다.
전쟁과 가난을 겪으면서도 자신의 삶을 열심히 살아가는 서민들의 모습에서
마음 한구석 따뜻한 감정이 우러나는 정감 넘치는 그림이다.

한지에 수묵담채, 58×68cm, 1953~1955년

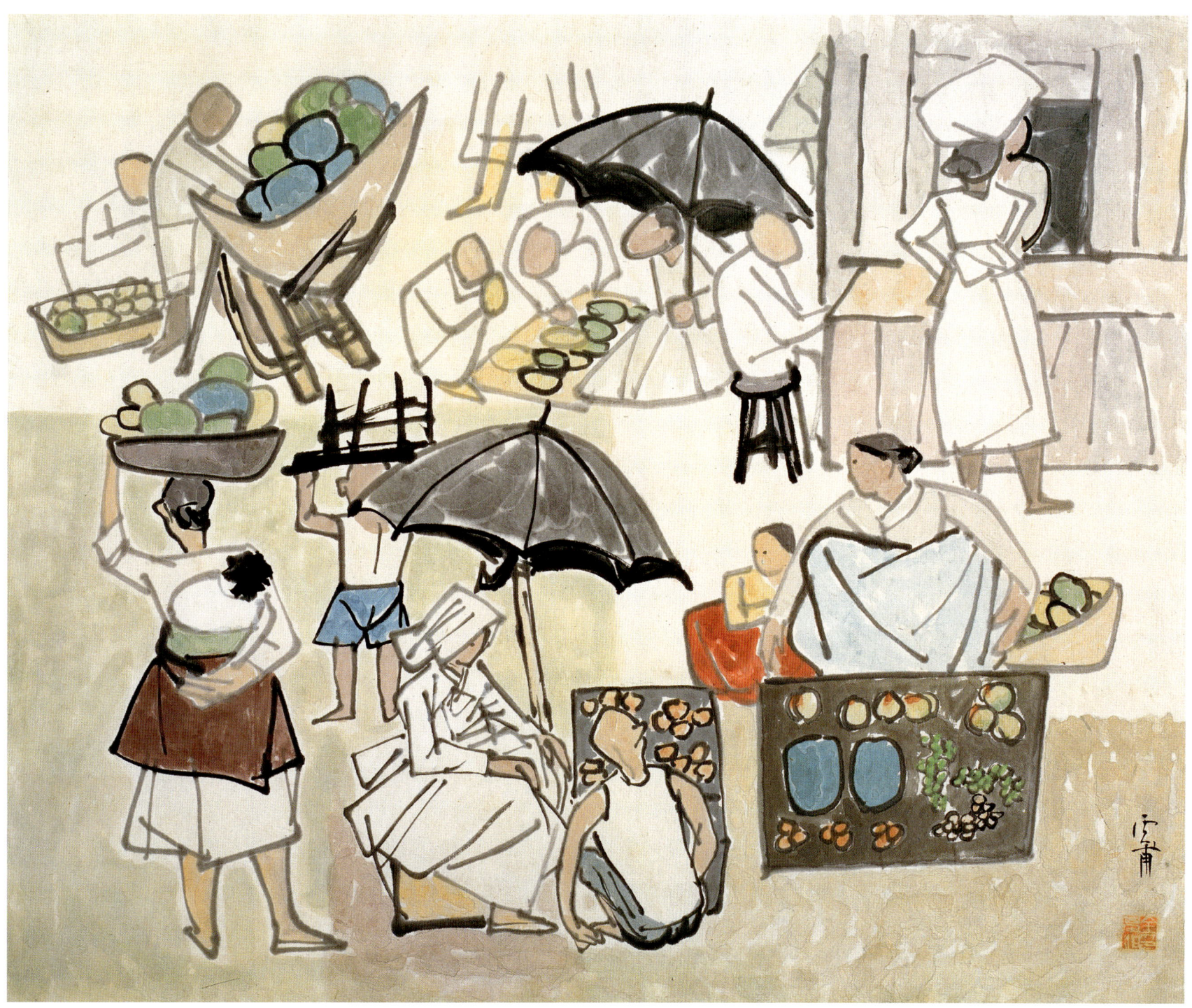

〈노점〉 김기창, 한지에 수묵담채, 58×68cm, 1953~1955년

순수한 동심의 세계로 이끄는 그림

봄의 어린이 · 이중섭

다섯 명의 아이들이 파란 하늘 밑 푸른 동산에서
꽃과 나비랑 어울려 놀고 있다.
언덕에 누워 봄기운을 즐기는 아이,
나비를 잡으러 뛰어가는 아이,
땅바닥에 엎드려 꺾어진 꽃가지를 가지고 노는 아이,
나뭇가지에 매달려 그네 타는 아이,
매달려 노는 모습이 신기한 듯 바라 보는 아이.
어우러져 노는 아이들의 모습은 마치 한 편의 드라마처럼 흥미롭기만 하다.
노랗게 채색된 태양과 구름, 꽃, 열매에서는 따뜻한 봄기운이 느껴지고,
가로로 띠를 두르듯 그림의 위, 아래에 여백을 둔 때문인지
마치 두루마기 그림처럼 옆으로 펼치면 그림의 이야기가 계속 이어질 것만 같다.
그의 대표적인 군동화 작품으로 꼽히는 〈봄과 어린이〉를 감상하면서
잠시나마 순수한 동심의 세계로 젖어 본다.

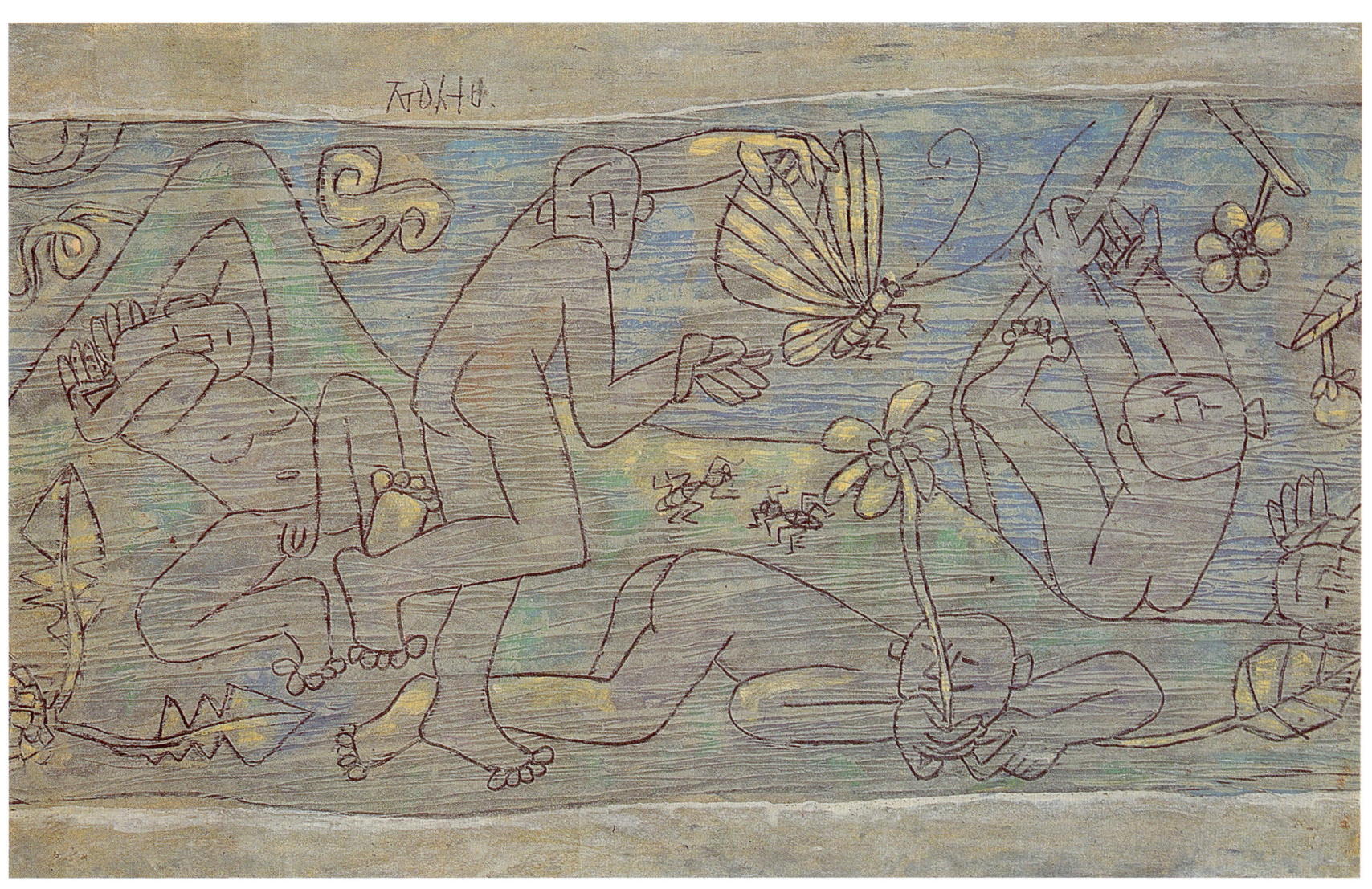

〈봄의 어린이〉 이중섭, 종이에 연필과 유채, 32.6×49cm, 연대미상

그리움이 짙게 배어 나오는 그림

황소 · 이중섭

붉은 노을을 배경으로 무어라 크게 울부짖는 듯한 소의 얼굴.
마치 소의 울부짖는 소리가 들리는 듯한 착각에 빠질 만큼
강렬한 인상을 주는 그림이다.
이중섭 화백이 태어난 평안남도 평원군은 노을이 아름답기로 유명한 곳이다.
고향의 노을을 배경으로 울부짖고 있는 소의 모습은
고향에 대한 그리움이자, 그리운 어머니의 모습이며, 동시에 이중섭 자신이다.
고통이 깊어 갈수록 그의 그림 속에 나타나는 소는 강렬한 인상을 지니게 되었고,
가족에 대한 이별과 고향에 대한 그리움이 깊어 갈수록
황소의 이미지를 더욱 강조하게 되었다는 이중섭.
그리움 가득한 애잔한 눈빛으로 먼 하늘을 응시하고 있는
한 마리의 황소를 보면 뭐라 표현할 수 없는 슬픔이 밀려온다.

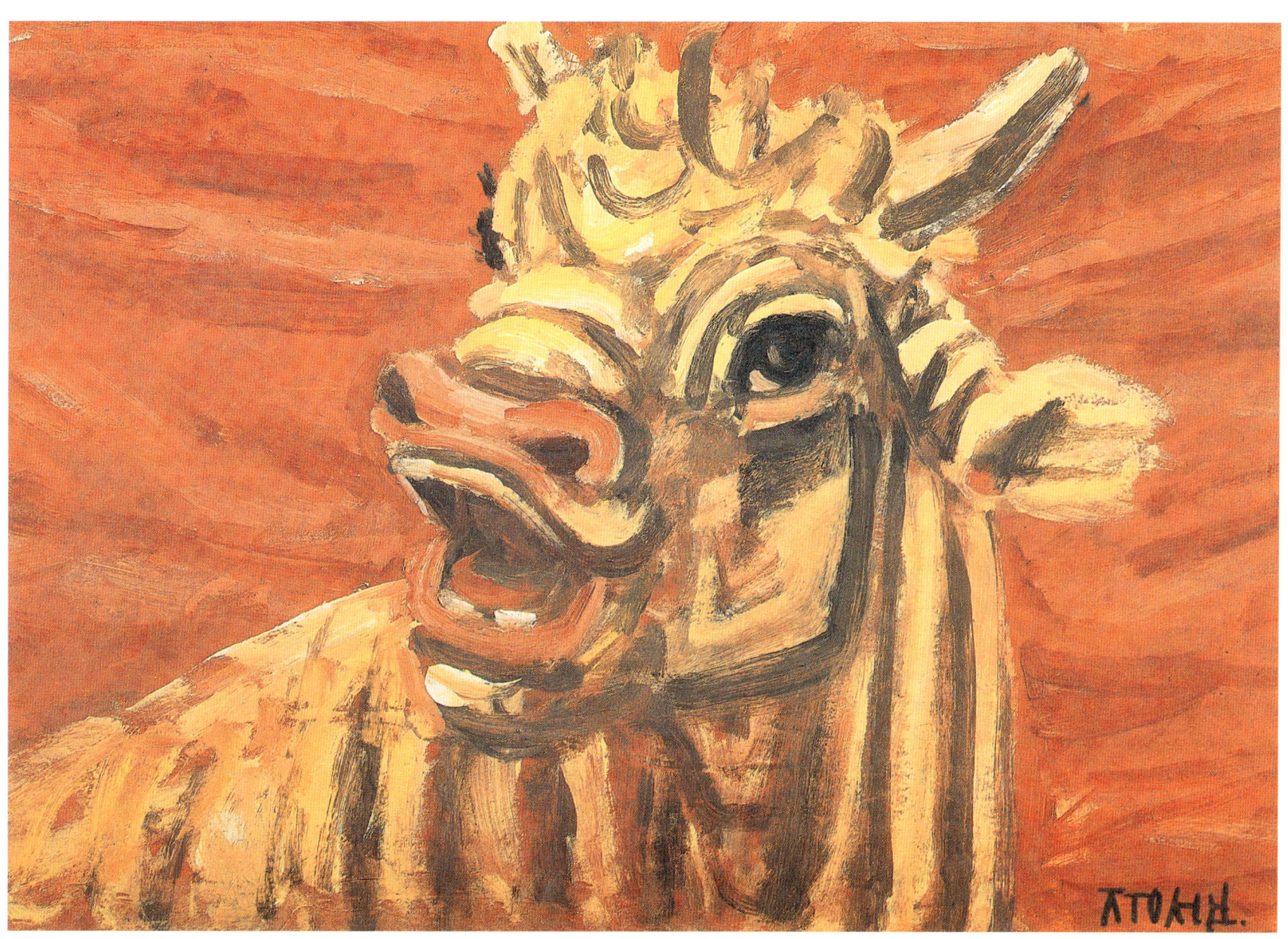

〈황소〉 이중섭, 종이에 유채, 32.3×49.5cm, 1953년 무렵

가족의 소중함을 새삼 일깨워 주는 그림
구상네 가족 · 이중섭

자전거를 타고 노는 아이에게 잘 탄다고 칭찬하고 있는 아빠의 모습,
그 뒤에서 흐뭇하게 이를 지켜보는 엄마와 딸,
또 이 가족의 모습을 부러운 듯 바라보고 있는 한 남자.
이 그림은 이중섭 화백이 피난시절 가족과 헤어져
절친한 친구인 시인 구상의 집에 머물렀을 때 그린 것으로,
마냥 평화롭고 단란한 구상네 가족을 보며 느낀 부러움과
자신의 가족에 대한 그리움을 표현하고 있다.
허공에 들어올린 빈손과 부러움이 가득한 눈빛은
멀리 떨어져 지내고 있는 가족에 대한 그리움이 짙게 묻어난다.
가족 사랑과 가족의 소중함을 새삼 일깨워 주는 그런 그림이다.

종이에 연필과 유채, 32×49.5cm, 1955년

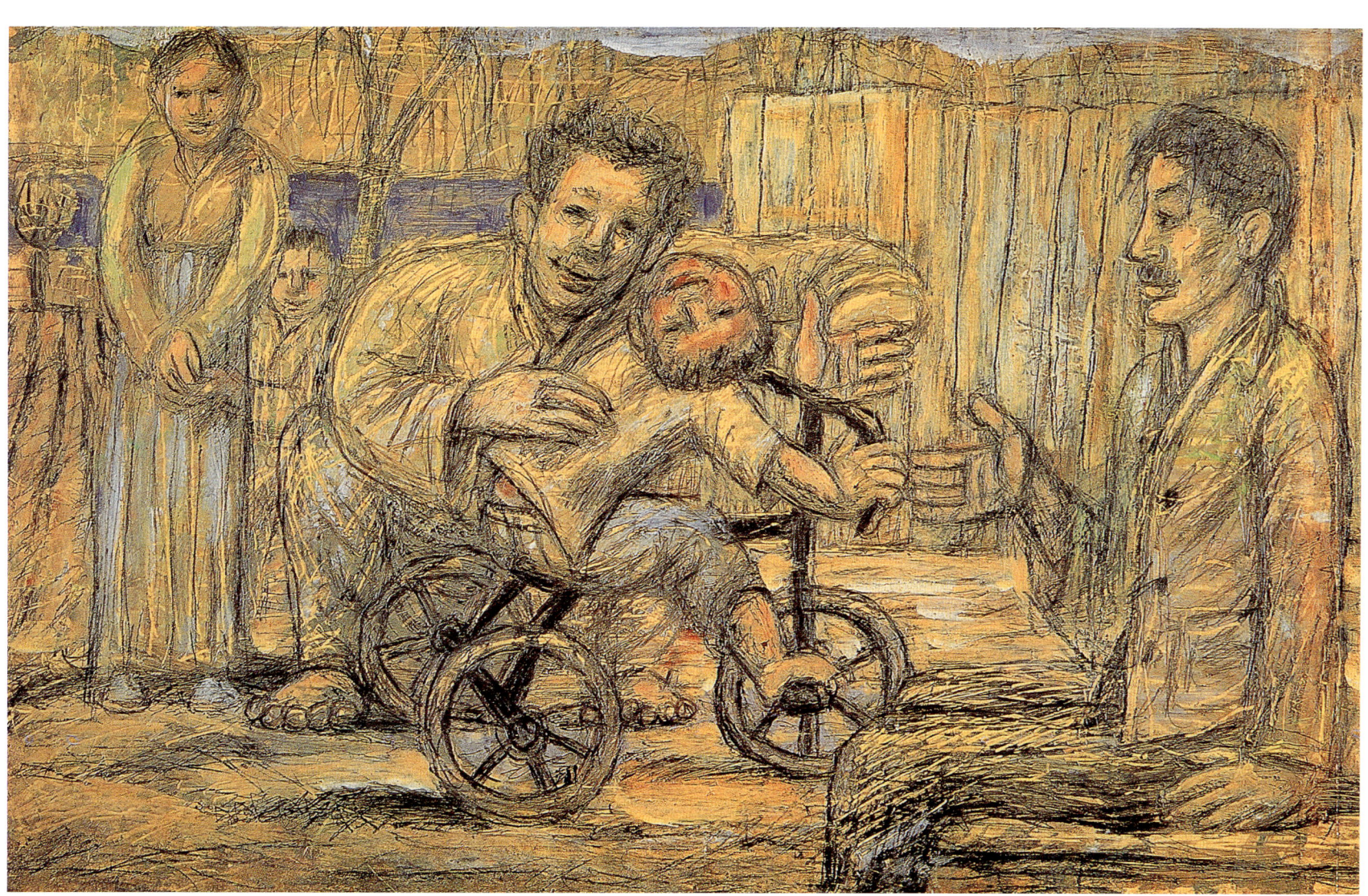

〈구상네 가족〉 이중섭, 종이에 연필과 유채, 32×49.5cm, 1955년

열정과 기쁨, 즐거움이 가득한 그림

환희 · 이중섭

구름에 쌓인 붉은 해를 사이에 두고
봉황을 닮은 암수 한 쌍의 새가 신나게 춤을 추고 있다.
춤을 추는 새의 모습이 조금은 우스꽝스러운 듯 보이지만,
어린아이 같은 천진한 모습과 생기발랄하고 어리광스러운 자태가
오히려 생동감을 느끼게 한다.
캔버스 가운데 붉은 황토빛은 황혼이 붉게 물든 하늘을 바라보는 듯하며,
하늘을 상징하듯 푸른색의 공간이 마치 액자의 틀처럼
입체적인 느낌이 드는 독특한 구성의 그림이다.
특히 이 그림 속에 등장하는 새와 구름, 꽃들은
모두 기쁨과 행복, 동경을 나타내는 소재들이다.
사랑하는 사람을 생각하며 행복에 넘치는 마음을 표현한 듯
그림 전체에 열정과 기쁨, 즐거움이 가득하다.

종이에 에나멜과 유채, 29.5×41cm, 1955년

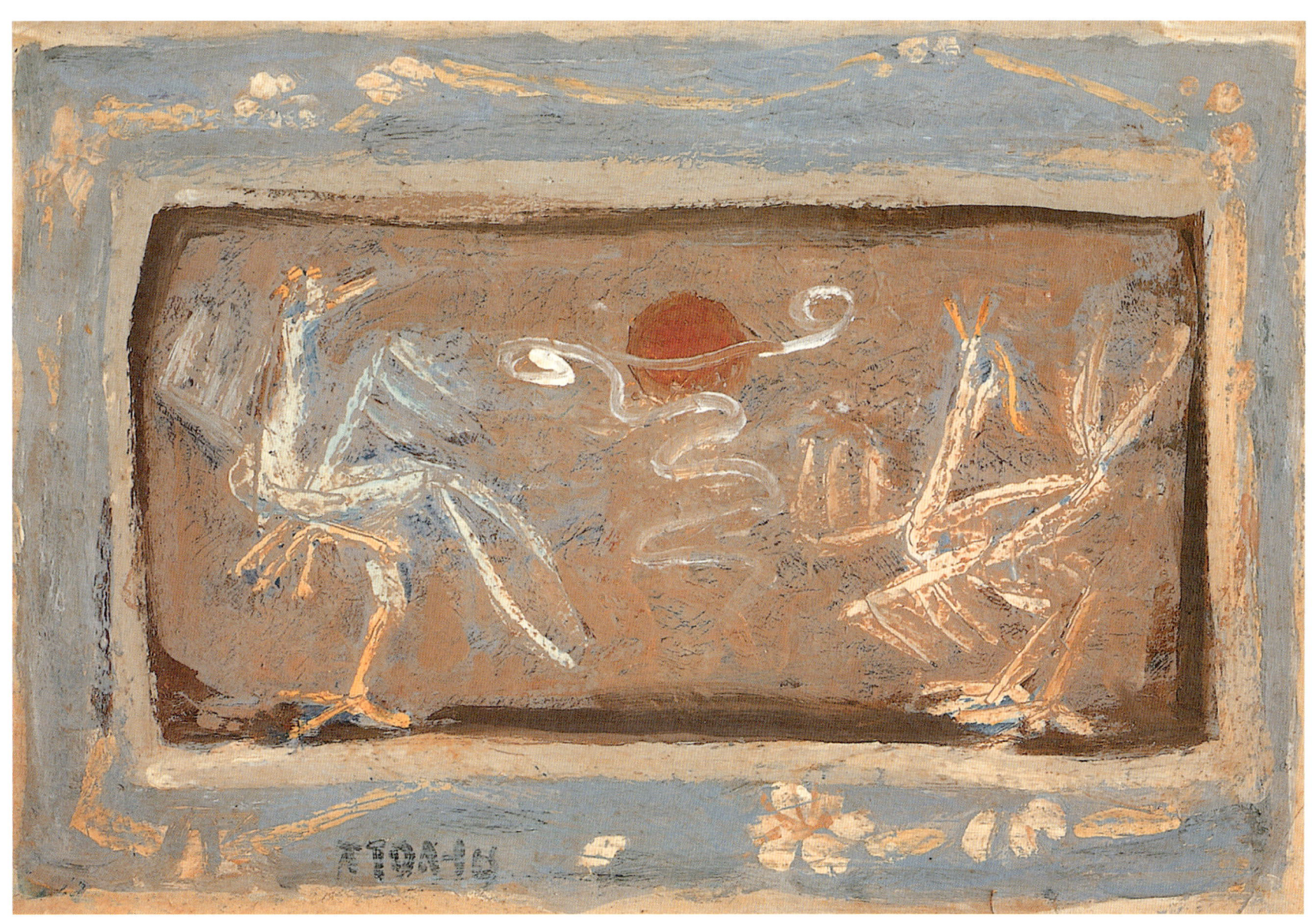

〈환희〉 이중섭, 종이에 에나멜과 유채, 29.5×41cm, 1955년

어린 시절로 돌아가고픈 그림
꽃피는 시절 · 이만익

누구나 한번쯤은 상상하게 되는 그런 꿈속의 고향을 담은 이 그림은
산세가 곱고 유난히 꽃이 많이 피는 고향 마을을 연상시킨다.
마을 어귀 큰 복사꽃 나무 위에 걸터앉아
풀피리를 부는 소년과 피리 소리를 들으며 먼 곳을 바라보고 있는
또 한 소년의 착한 미소가 화면 가득 담겨있어 정겹기 그지없다.
멀리 내려다보이는 바다에 떠 있는 어선들은
먼 출항을 알리는 고동 소리를 울리고
하얗게 뿜어 나오는 큰 연기가 마치 구름처럼 바다를 맴돌고,
바다 너머 마주 보이는 섬에도 봄소식이 가득한 듯
파란 하늘에는 구름도 꽃도 하나되어 어우러져 있다.
지금도 아련한 유년의 시절로 돌아가고픈 마음이 새록새록 싹튼다.

캔버스에 유채, 112×162cm, 2000년

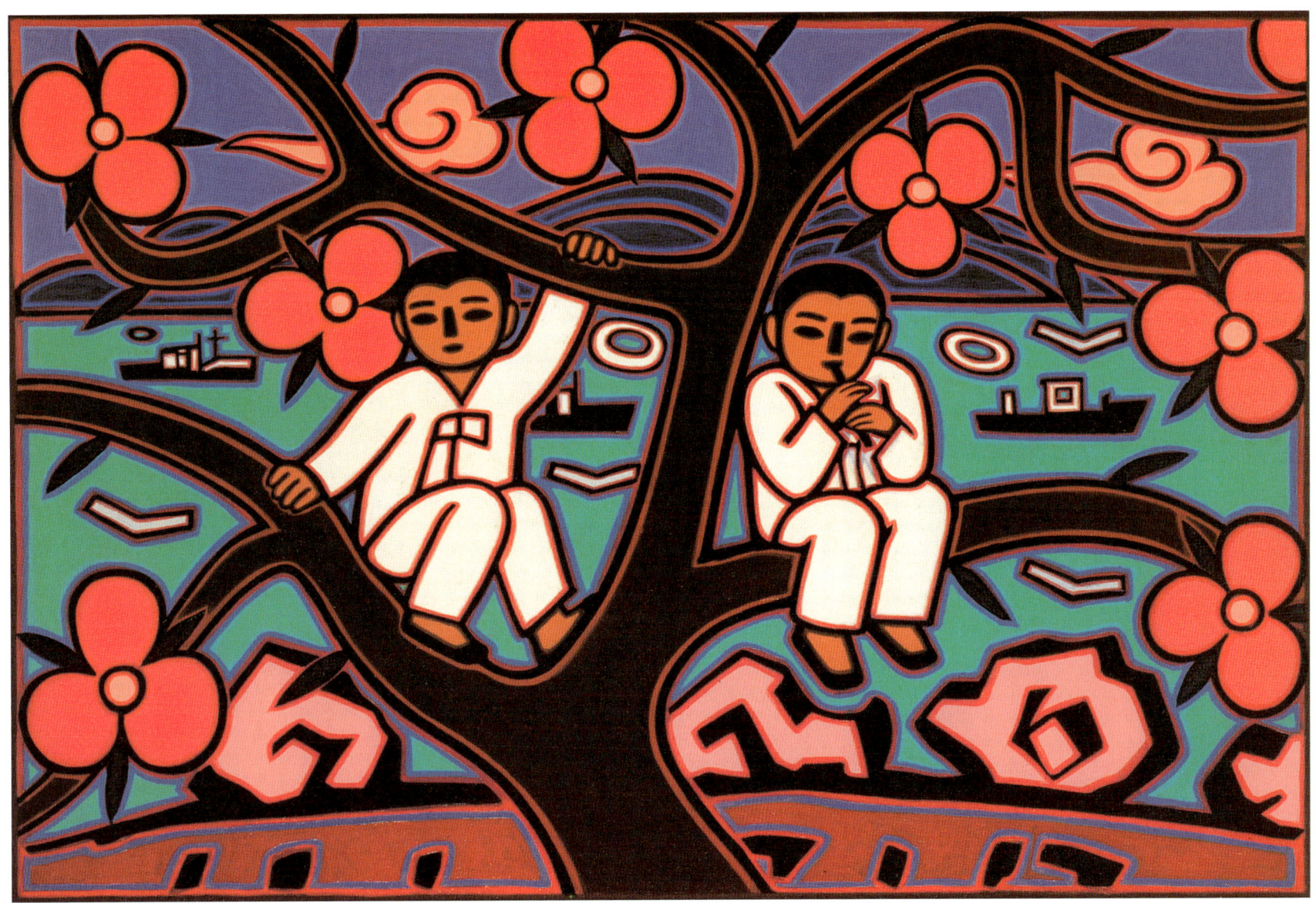

〈꽃피는 시절〉 이만익, 캔버스에 유채, 112×162cm, 2000년

생동감과 신비감이 넘치는 상서로운 그림
새날 · 이만익

일렁이는 파도를 뚫고 불쑥 솟아오르는 붉은 해는
새날의 탄생을 알리듯 장엄하기만 하다.
새날의 기쁨을 환영하는 새들과 구름, 꽃…
모두 기쁨의 춤을 추는 듯 환호하고 있다.
청실 홍실처럼 곱게 어우러진 상서로운 기운들이
큰 파도를 타고 돌고 돌아 온 세상을 환히 감싸안은 듯하다.
새해 일출 장면을 담은 듯한 이 그림은 전체적으로
희망찬 새 출발, 새로운 탄생을 상징하듯
생동감과 신비감이 넘치는 상서로운 그림이다.

캔버스에 유채, 170×330cm, 2000년

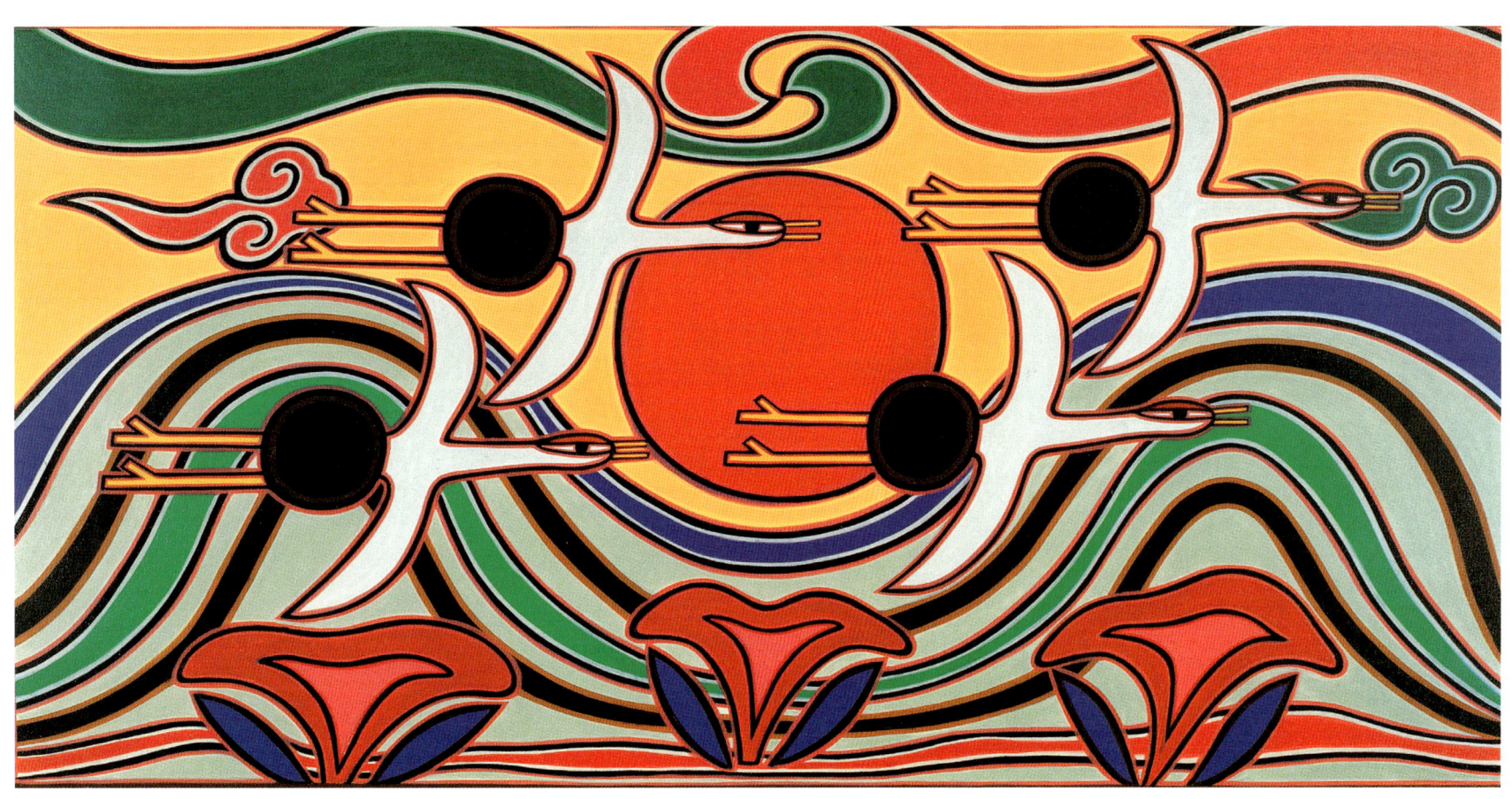

〈새날〉 이만익, 캔버스에 유채, 170×330cm, 2000년

엄마와 아기의 모습을 닮은 나무 그림

노목과 어린 나무 · 박수근

새 봄을 준비하기 위해 가지치기를 한 겨울 나무,
잎이 떨어져 앙상한 나뭇가지 사이로 파릇파릇 푸른 새 잎이 돋아나 있다.
봄 기운이 완연한 어느 이른 봄날,
보기에도 든든해 보이는 노목 옆에서 어린 나무가 자라고 있다.
노목은 등이 굽은 노인을 상징하는 듯
나무 기둥과 나뭇가지가 구부러져 있고,
어린 나무는 천진난만한 어린아이의 표정처럼
여리지만 생기가 넘친다.
어린 나무가 잘 자라도록 말뚝을 박고 울타리를 쳐놓은 모습이
마치 엄마가 아기를 돌보는 듯 조심스럽고도 든든해 보인다.

하드보드에 유채, 22×33.5cm, 1962년

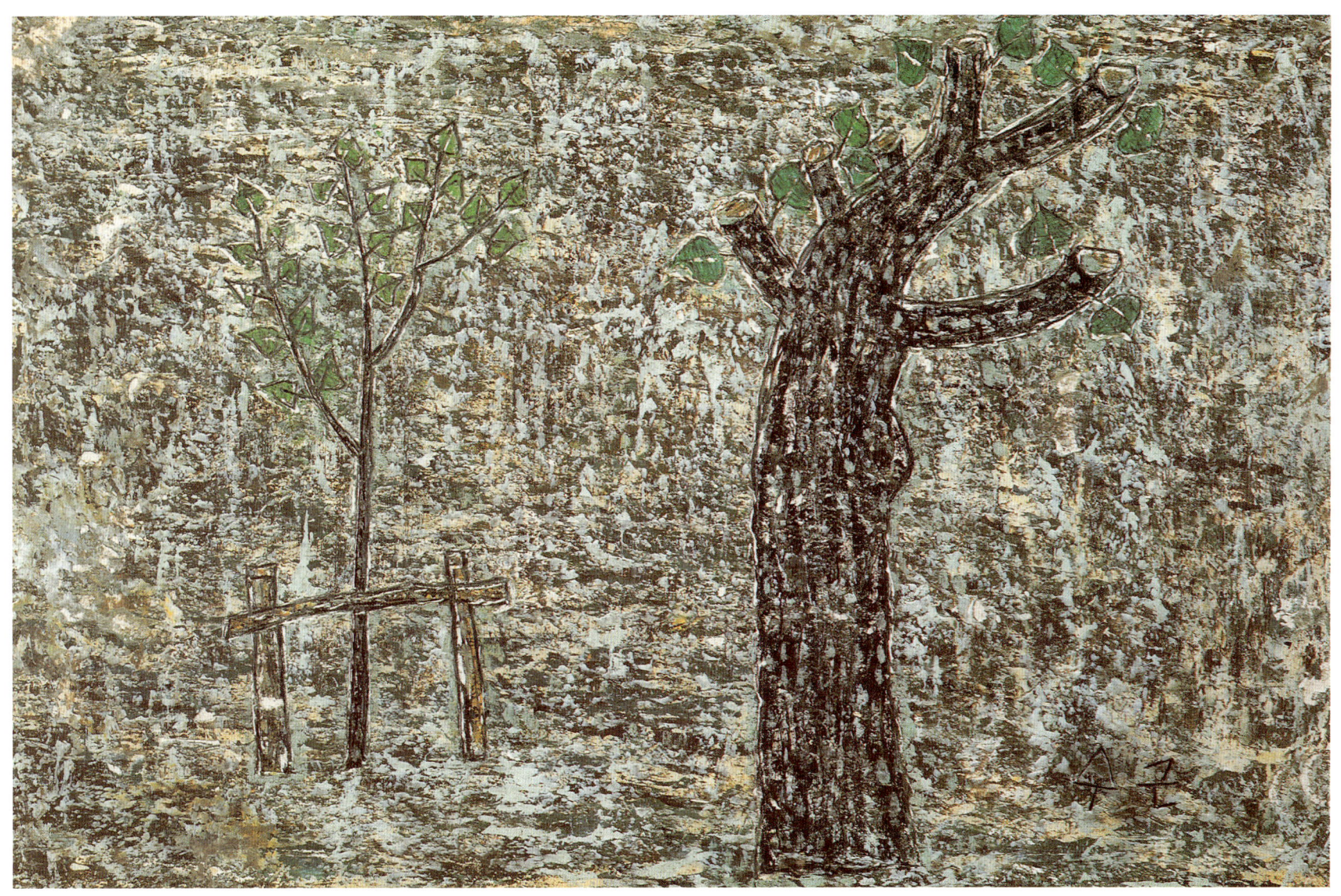

〈노목과 어린 나무〉 박수근, 하드보드에 유채, 22×33.5cm, 1962년

오순도순 정겨운 사람들이 모여 있는 그림
시장의 사람들 · 박수근

멋진 중절모를 쓴 세 남자가 길바닥에 쭈그리고 앉아서
소곤소곤 정답게 이야기를 나누고 있다.
그 옆에서 좌판을 차려놓고 물건을 파는 아낙과 물건값을 흥정하듯
열심히 이야기를 나누는 남자의 모습도 보인다.
시장이 거의 파할 무렵인 늦은 오후의 시장 풍경을 담은 듯한 이 그림은
요란 시끌벅적한 시장의 풍경이 아닌 가난한 피난시절,
낯선 피난지에서의 힘든 사람들의 생활의 단면을 반영하여
그림에 다소 어두운 이미지도 담겨 있다.
그러나 그림 속에 비쳐진 사람들의 모습은 오순도순 정겨움이 묻어난다.
평생 가난한 이웃과 질박한 풍경에 관심을 기울인
박수근 화백의 소박한 마음이 담긴 그림이다.

캔버스에 유채, 19×38cm, 1950년대

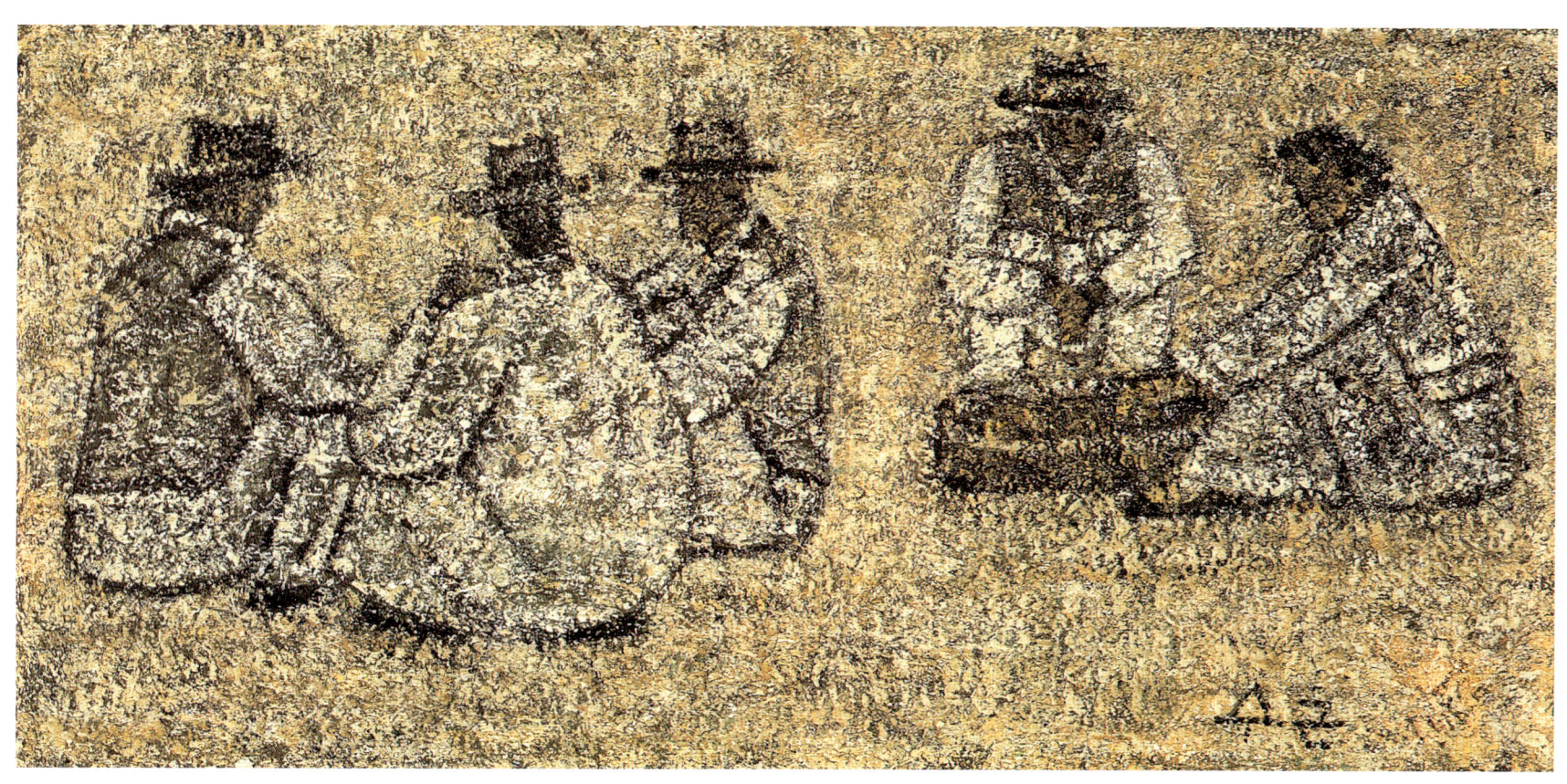

〈시장의 사람들〉 박수근, 캔버스에 유채, 19×38cm, 1950년대

한 편의 시가 있는 그림
달 둘 · 김환기

노란 화면에 푸른 달이 두 개 떠 있고, 푸른 달 위로 달무리가 지나간다.

달 속에 산이 있고, 그 속에 물이 흐르고, 또 새가 난다.

달은 원형으로, 산은 반원으로, 강은 곡선으로 그저 형태만 남아있을 뿐이다.

달은 달이긴 하나 구체적인 달이 아니고,

산은 산이지만 구체적인 산이 아니다.

강도 새도 다 마찬가지다. 모두 이미지일 뿐이다.

그림 〈달 둘〉에는 한 편의 시가 있고 아름다운 음률이 있고,

또 그것이 아름다운 조형으로 펼쳐져 하나의 그림으로 탄생된 듯하다.

밤하늘 가득히 떠 있는 달과 산 속 옹달샘 위에 잠겨 있는 달,

그리고 달 속에 또 달.

여러 가지 달의 이미지가 다양한 변주를 울리며 비춰지고 있다.

이것은 아마도 보는 이들의 내면에 비치는 무한한 달의 모습이 아닐까?

캔버스에 유채, 22×41cm, 1950년대

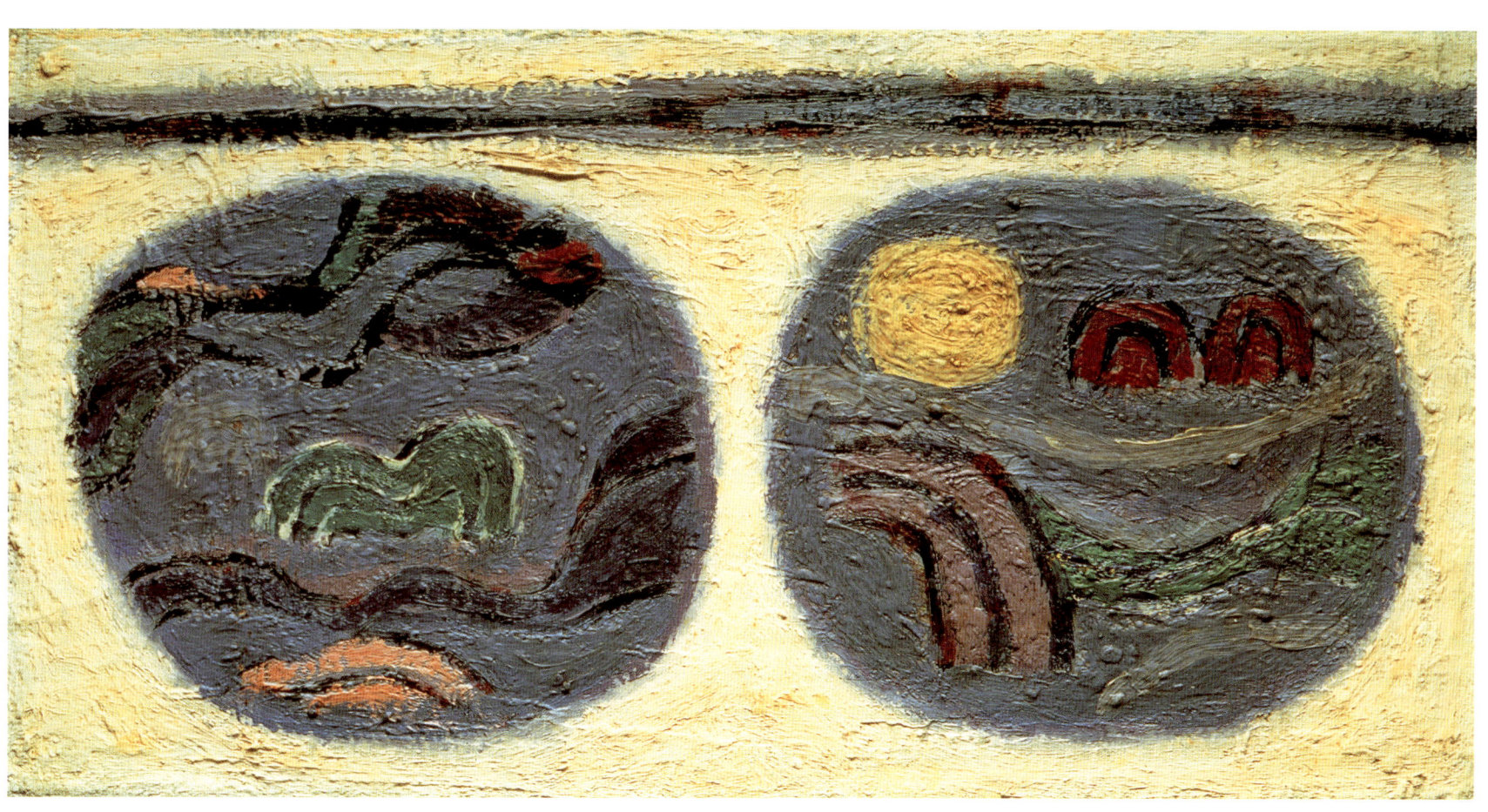

〈달 둘〉 김환기, 캔버스에 유채, 22×41cm, 1950년대

사랑의 속삭임이 들리는 그림

영원의 노래 · 김환기

맑고 투명한 푸르름이 그림 속에 하나 가득 퍼져 있다.
마치 영겁을 초월한 듯한 깊고 푸른 공간 속에 고즈넉이 떠 있는 달 하나.
겹겹으로 드러나는 산과 고고한 자태를 하고 있는
세 마리 사슴들의 모습은 마치 한 폭의 동양화를 보고 있는 듯하다.
푸른 달빛 아래 한 쌍의 사슴이 예쁜 꽃잎을 입에 물고
마치 사랑을 나누듯 정답게 마주보고 있고,
사랑을 나누는 그 모습이 부럽기라도 하듯
바라보고 있는 사슴이 한 마리 있다.
그림 전체에 흐르는 서정적인 이미지와 맑고 투명하게 발산하는
푸른빛의 아름다운 색채가 마치 한 편의 서정시를 옮겨놓은 듯하다.

"옛날 옛적에
물위에 달이 뜨니
물 가운데 또 하나의 달이 잠겨
거기 사랑이 이루어졌나니.
사랑은 지금도 항시 깊은 곳에 있느니라"

김환기 화백의 시 「사랑의 노래」이다.

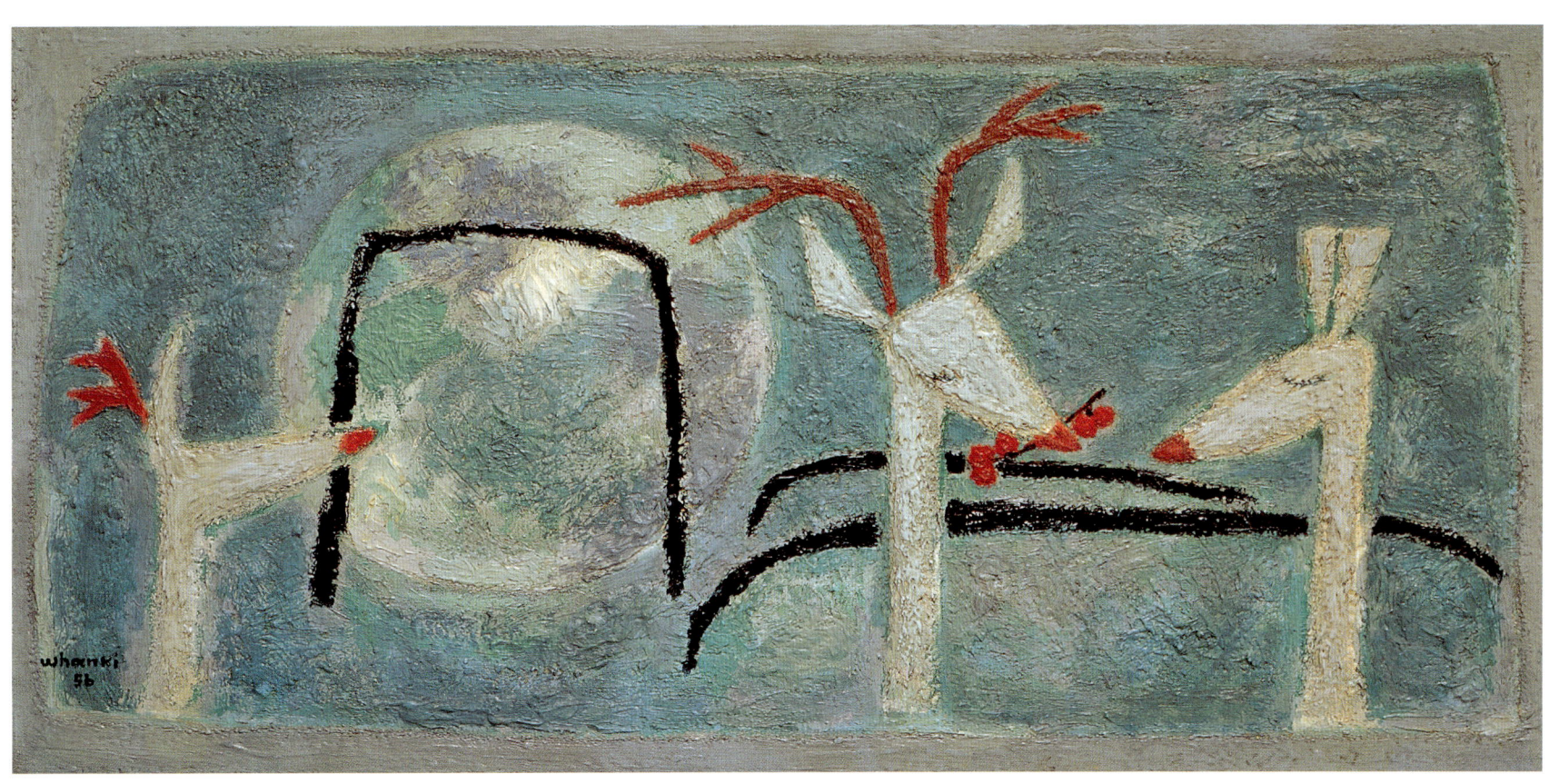

〈영원의 노래〉 김환기, 캔버스에 유채, 50×100cm, 1956년

아름다운 시조 한 수가 떠오르는 그림
산 · 김환기

그림 전체가 푸른색으로 꽉 차 있다.
아직 겨울의 냉기가 채 가시지 않아 마치 따사로운 한기를 느끼게 하는
초봄의 하늘같이 맑고 투명한 푸른색이다.
그 푸른 하늘 위에 검고 굵은 선으로 표현된 산이 겹겹이 겹쳐 있고,
그 위로 검은 달, 푸른 달, 붉은 달, 각기 다른 색채를 띤
세 개의 달이 수줍게 떠 있다.
어찌 보면 푸른 비색의 청자상감도자기와
아름다운 시조 한 수가 연상되는 그림이다.
파리 시절 이후 김환기 화백은 대부분의 그림을 푸른색으로 채운다.
먼 이국 땅에서 그리운 고국을 상징하는 색이 아니었을까.
푸른 고국의 하늘과 동해 바다, 고향의 쪽빛 하늘,
그리고 고국에 대한 깊은 그리움…….

"강두(江頭)에 누웠다가 깨달으니 달빛이라.
청려장에 빗겨 짚고 옥교를 건너오니
발길에 이는 구슬 소리 자는 새만 아나니."

달빛 속에 어우러진 아름다운 시조 한 수가 그의 화필로 재현된 듯하다.

캔버스에 유채, 65×100cm, 1960년

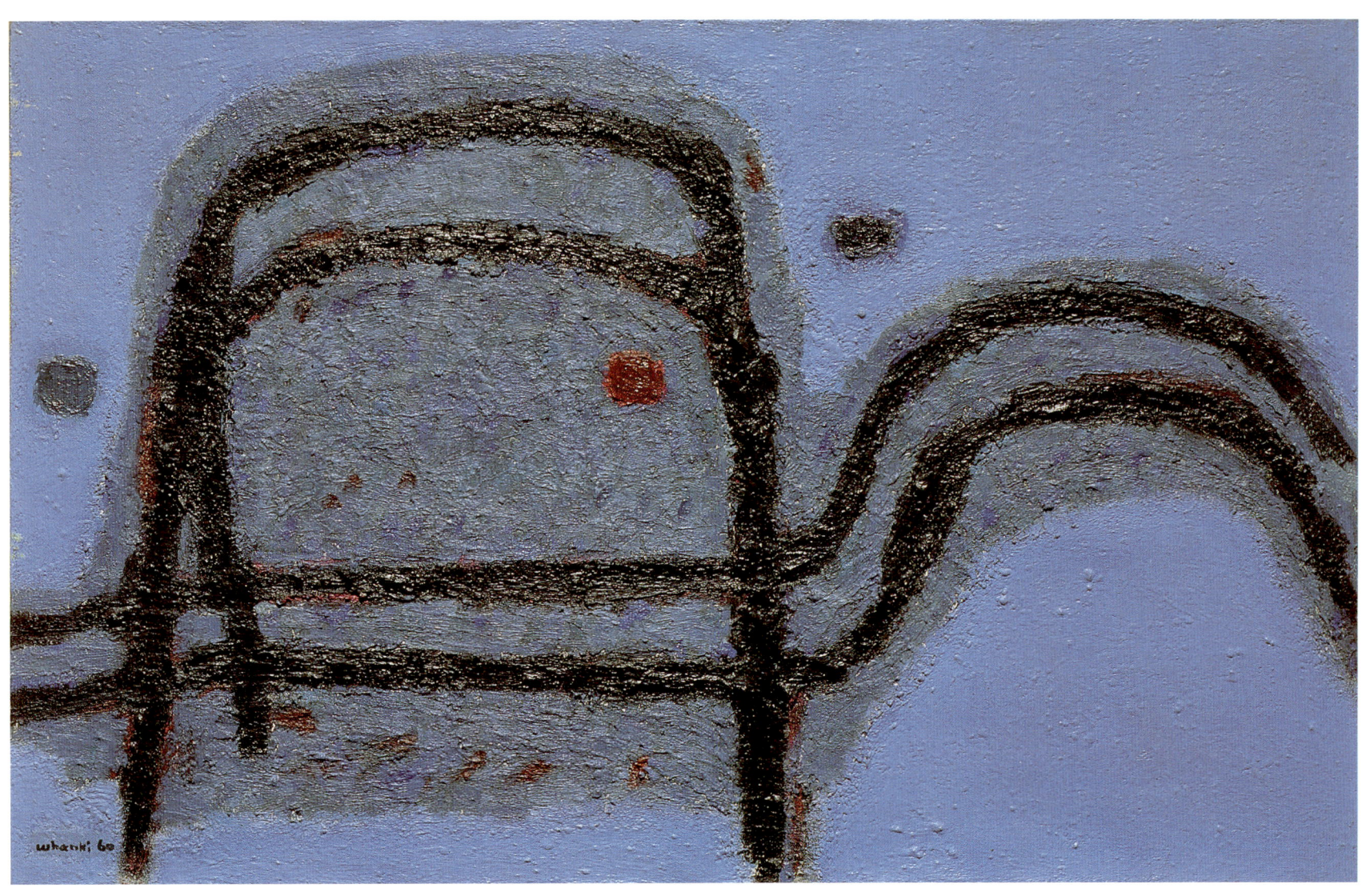

〈산〉 김환기, 캔버스에 유채, 65×100cm, 1960년

우리네 은근한 정이 묻어나는 그림
제주생활의 중도(中道) · 이왈종

아름드리 목련나무에 찾아든 이름 모를 새,
화려한 오색의 자태가 곱기만 하다.
향기로운 봄 내음을 맡고 이곳까지 찾아온 것일까?
잎새 망울마다 고운 속살을 수줍게 드러내며,
톡톡톡 정겨운 소리를 내며 터지는 하얀 목련꽃의 웃음소리.
꽃망울 터지는 소리에 놀란 탓일까, 향기로운 봄 내음에 취한 탓일까,
이 가지 저 가지를 날아다니며 봄 소식 전하기에 분주한 새들은
삽시간에 온 마을을 하얗게 물들인다.
저 멀리 앞바다에 고기잡이 통통배가
오색 깃발을 펄럭이며 만선의 기쁨을 전하고,
어부들의 노랫소리가 파도를 타고 넘실넘실 흥겹기만 하다.
바다가 한눈에 내려다보이고 뒤뜰에 대나무 밭이 우거진 경치 좋은 집,
툇마루에 앉아 한가로운 한때를 보내고 있는 할아버지와
늦은 발걸음을 재촉하며 집으로 돌아오는 할머니,
꼬리를 살랑대며 반갑게 맞이해 주는 삽살개의 인정이 한없이 정겹기만 하다.
이왈종 화백이 그리는 서귀포의 봄은 이렇듯 화려하면서도
우리네 은근한 정이 묻어나는 소박한 아름다움을 담고 있다.

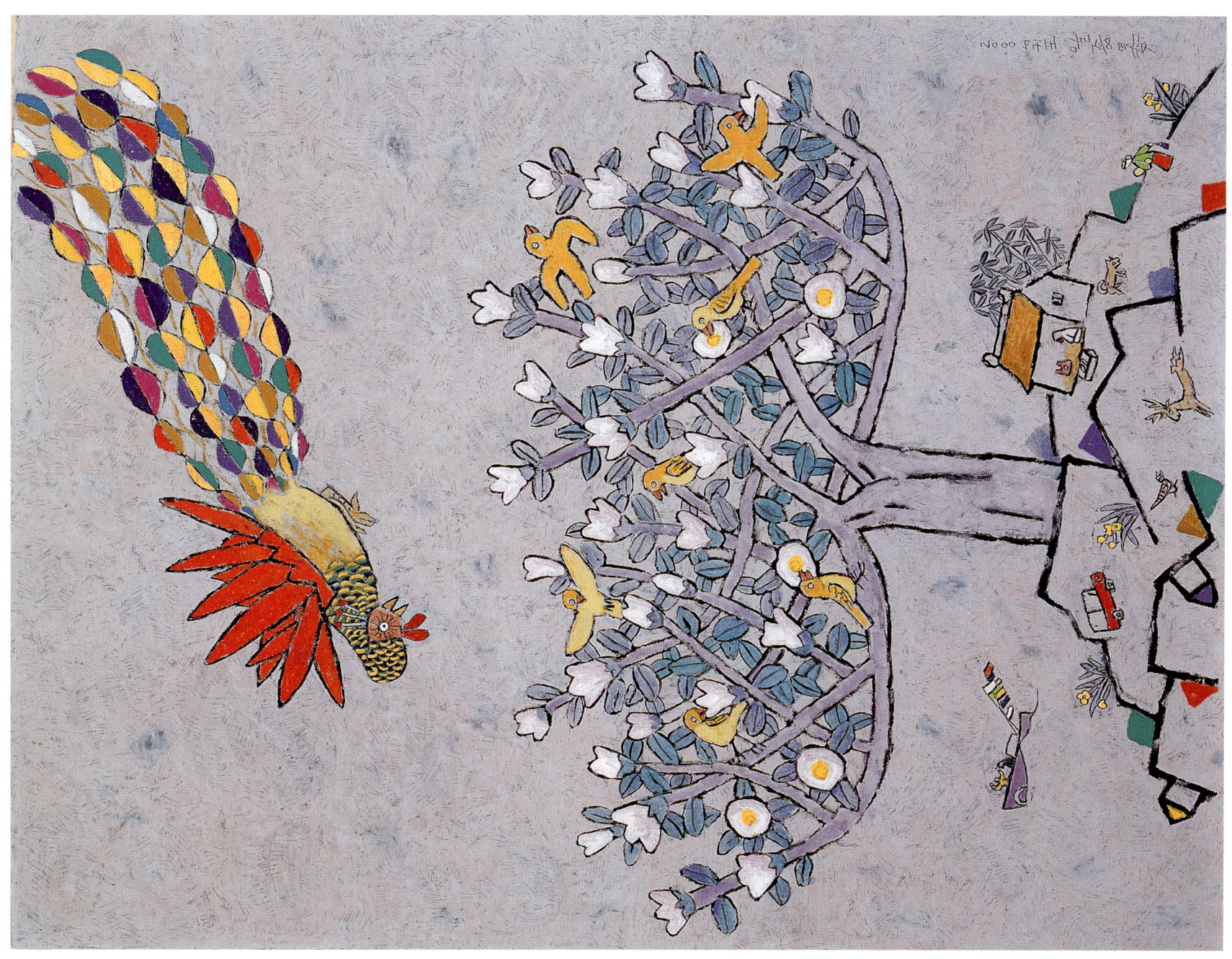

〈제주생활의 중도(中道)〉 이럼증, 한지에 혼합, 170×133cm, 2000년

한 화가의 외길 인생이 담겨진 그림

자화상 · 장욱진

황금빛 보리밭을 사이에 두고 길게 황톳길이 뻗어 있다.
6.25 전쟁 중에 고향으로 피난 가서 그린 작품이라고 하는데
그림 속에는 전쟁의 난관과 궁핍을 느낄 수가 없다.
농부의 손길을 기다리는 무르익은 보리밭에서 오히려 풍요로움이 느껴진다.
캔버스 한가운데를 대칭으로 나누듯 가로지른 황톳길을 따라
외롭게 걸어가는 신사의 모습은 아마도 작가 자신의 모습이리라.
암울한 전쟁의 아픔과 현실을 거부하고 작가 특유의 자존과
자유 정신을 역설하고 있는 듯, 전쟁이라는 각박한 현실에도 불구하고
황금빛으로 물결치는 보리밭 사이를 의연하게 걸어가는 자신의 모습을 표현하고 있다.
이 그림에는 평생을 오로지 그림만 그리며 살다 간
장욱진 화백의 외길 인생이 담겨져 있다.

종이에 유채 14.8×10.8cm, 1951년

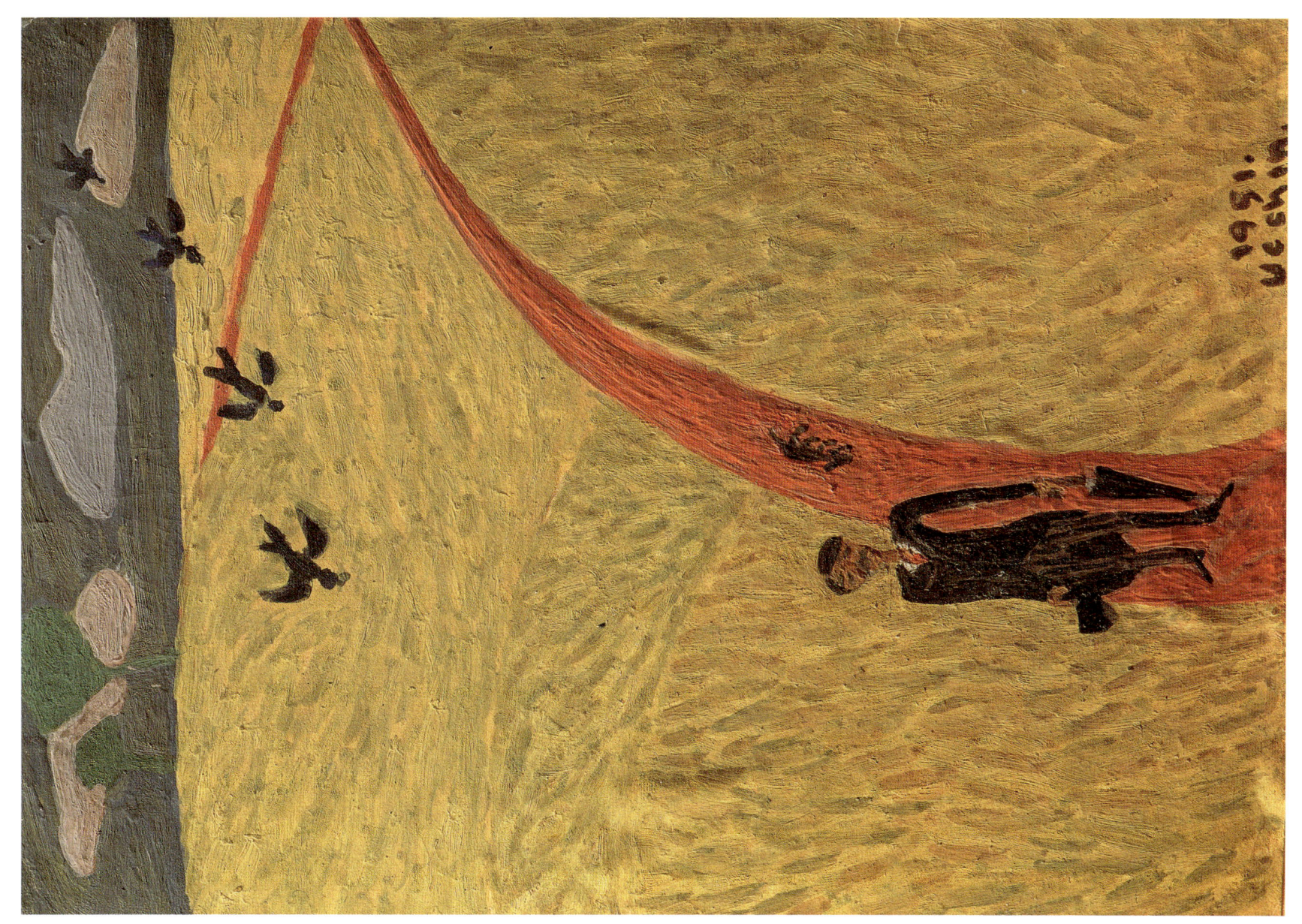

〈자화상〉 장욱진, 종이에 유채, 14.8×10.8cm, 1951년

기분 좋은 꿈같은 그림

닭과 아이 · 장욱진

황금빛의 몸체가 눈부시고 은빛 깃털의

아름다운 자태가 우아한 그림 속의 동물은? 바로 '닭'이다.

아름다운 그림 속에 등장한 까닭일까,

평범한 닭도 마치 전설 속에 나오는 봉황처럼 우아하고 신비롭기만 하다.

여인의 실눈같이 가느다란 해를 벗삼아 닭의 등을 타고

신나게 하늘을 나는 아이의 마음은 마냥 즐겁기만 하다.

그림 속에 등장하는 소재가 집, 나무, 아이, 개, 닭, 해 등

우리가 흔히 대하는 대상이라 해도

현실과는 살짝 빗겨나간 과장된 이야기로 된다면,

오히려 그림을 감상하는 색다른 즐거움을 가질 수 있다.

집채보다 몇 배는 더 큰 닭,

상대적으로 아주 왜소하게 묘사된 개,

하늘을 날아다니는 아이의 모습은 마치 꿈속 이야기 같기도 하다.

이 그림을 보고 있노라면 기분 좋은 상상의 세계에 빠져들게 된다.

어쩌면 어릴 적에 한번쯤은 꾸었음직한,

왠지 보기만 해도 기분이 좋아지는, 그런 기분 좋은 꿈같은 그림이다.

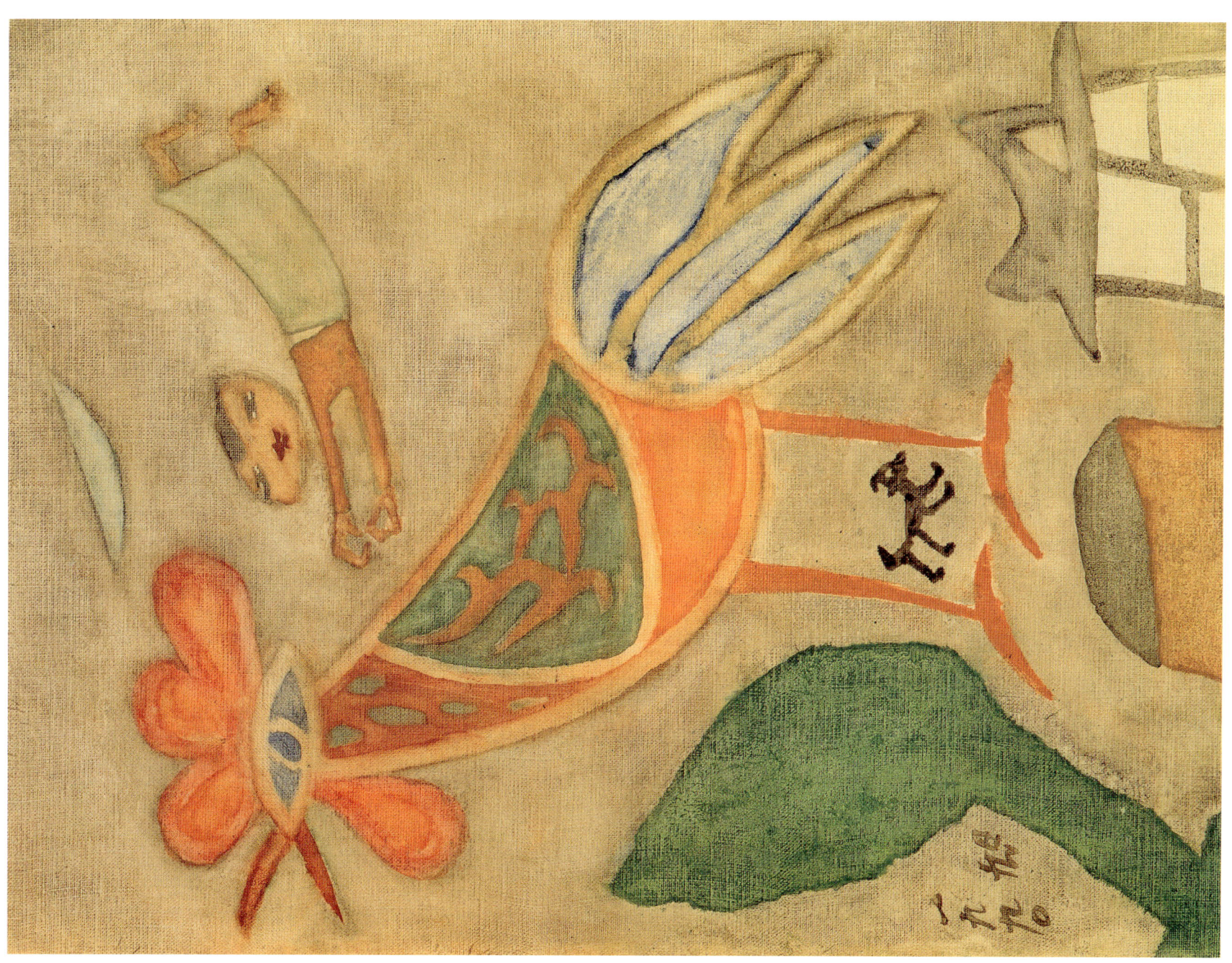

〈닭과 아이〉 정옥진, 캔버스에 유채, 41×32cm, 1990년

여름의 생명력이 느껴지는 그림

나무 · 장욱진

푸른 언덕 위에 나무 한 그루가 하늘에 닿을 듯 우뚝 솟아 있다.
높은 나무 위에 작은 오두막은 마치 까치집처럼 얹혀져 있고,
오두막 집 안에는 한 남자가 한가롭게 드러누워 있다.
짙은 초록의 나무와 빨갛게 익은 해,
시원하게 웃옷을 벗은 남자의 모습,
나무 그늘 밑에서 더위를 피해 쉬고 있는 황소의 모습은
더운 한 여름날의 한가로운 오후를 느끼게 한다.
캔버스의 오톨도톨한 질감이 그대로 드러날 정도로 엷게 칠해
마치 맑고 투명한 한 폭의 수채화를 연상케 하고,
화면 전체에 깔려있는 흰색 물감의 느낌이
여름의 생명력을 강조한 듯 건강과 생동감이 넘치는 그림이다.

캔버스에 유채, 41×32cm, 1989년

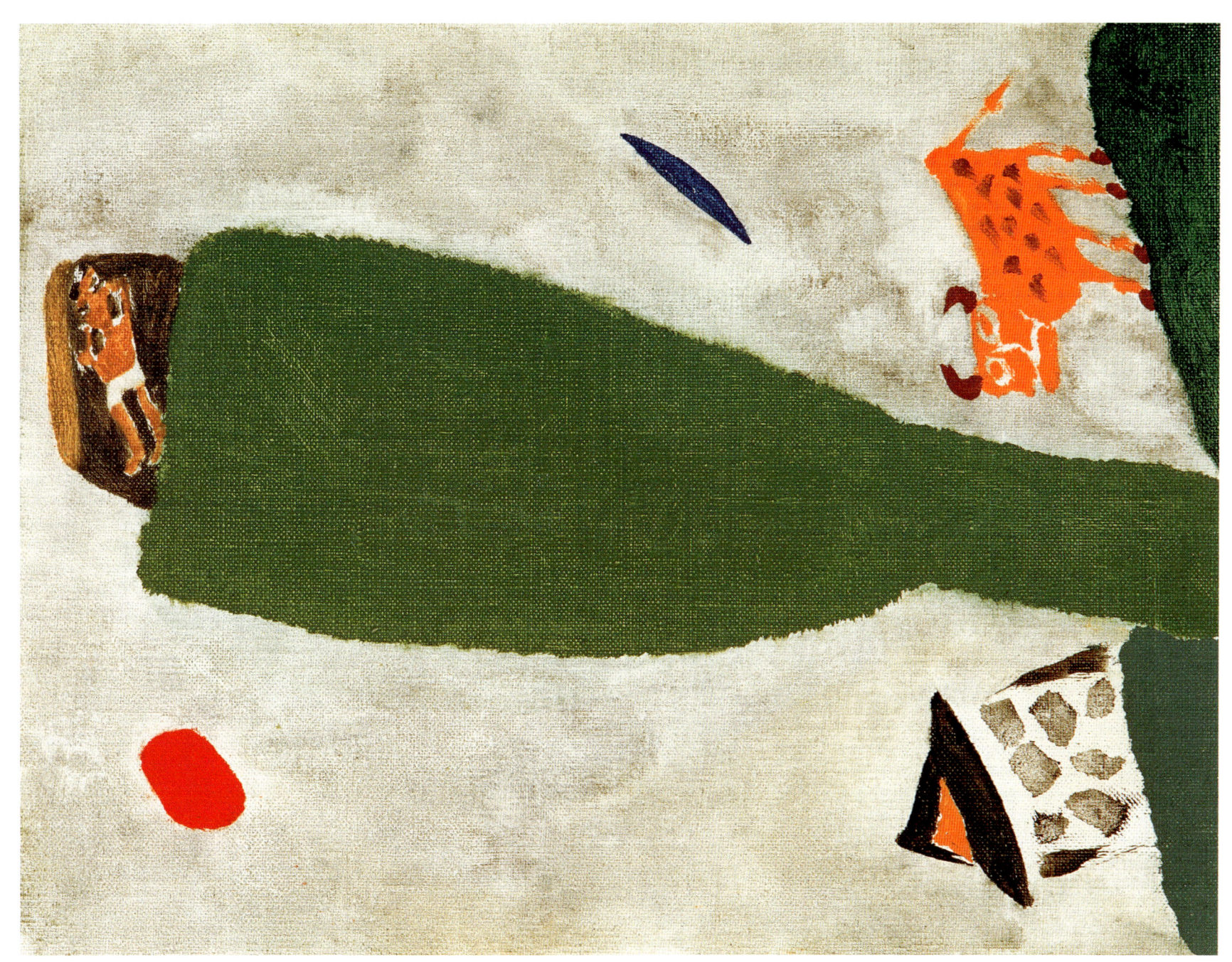

〈나무〉 장욱진, 캔버스에 유채, 41×32cm, 1989년

영혼이 맑은 아이를 닮은 그림
나무와 새 · 장욱진

짙은 청녹색의 캔버스는 밤하늘을 상징하는 걸까.
어두운 밤하늘에 외롭게 떠 있는 달처럼
은은한 초록의 빛을 발하고 있는 나무 한 그루,
가느다란 나무 기둥 위로 달처럼 솟아오른 초록의 숲은
보기만 해도 풍성하다.
나무 위에 옹기종기 모여 있는
온갖 모양의 집들은 장난감 집 마냥 앙증맞고 귀엽다.
어둠 속에 가려져 밝은 빛을 애써 감추는 해와
가느다란 실눈썹의 초승달이 수줍게 떠 공존하는 풍경마저
현실 세계가 아닌 듯하다.
나무 위에는 하늘을 가슴에 단숨에 안아 버릴 듯
팔과 다리를 활짝 펼친 어린아이가 누워 있고,
나무 아래에는 밝은 아침을 기다리고 있는 듯
나뭇가지에 깃들이지도 않은 채 서 있는 커다란 새 한 마리가 있다.
평소 해, 달, 새, 나무, 아이를 많이 그린 장욱진 화백.
그의 그림에 나오는 해, 달, 새, 나무, 아이는
해, 달, 새, 나무가 되고 싶고, 영혼이 맑은 아이가 되고 싶은
작가 자신의 소망을 담은 것이다.
평소 어린아이들을 가장 좋은 친구라고 생각하며
유난히 아이들을 사랑한 작가의 순수한 마음이 묻어나는 그림이다.

캔버스에 유채, 34×24cm, 1957년

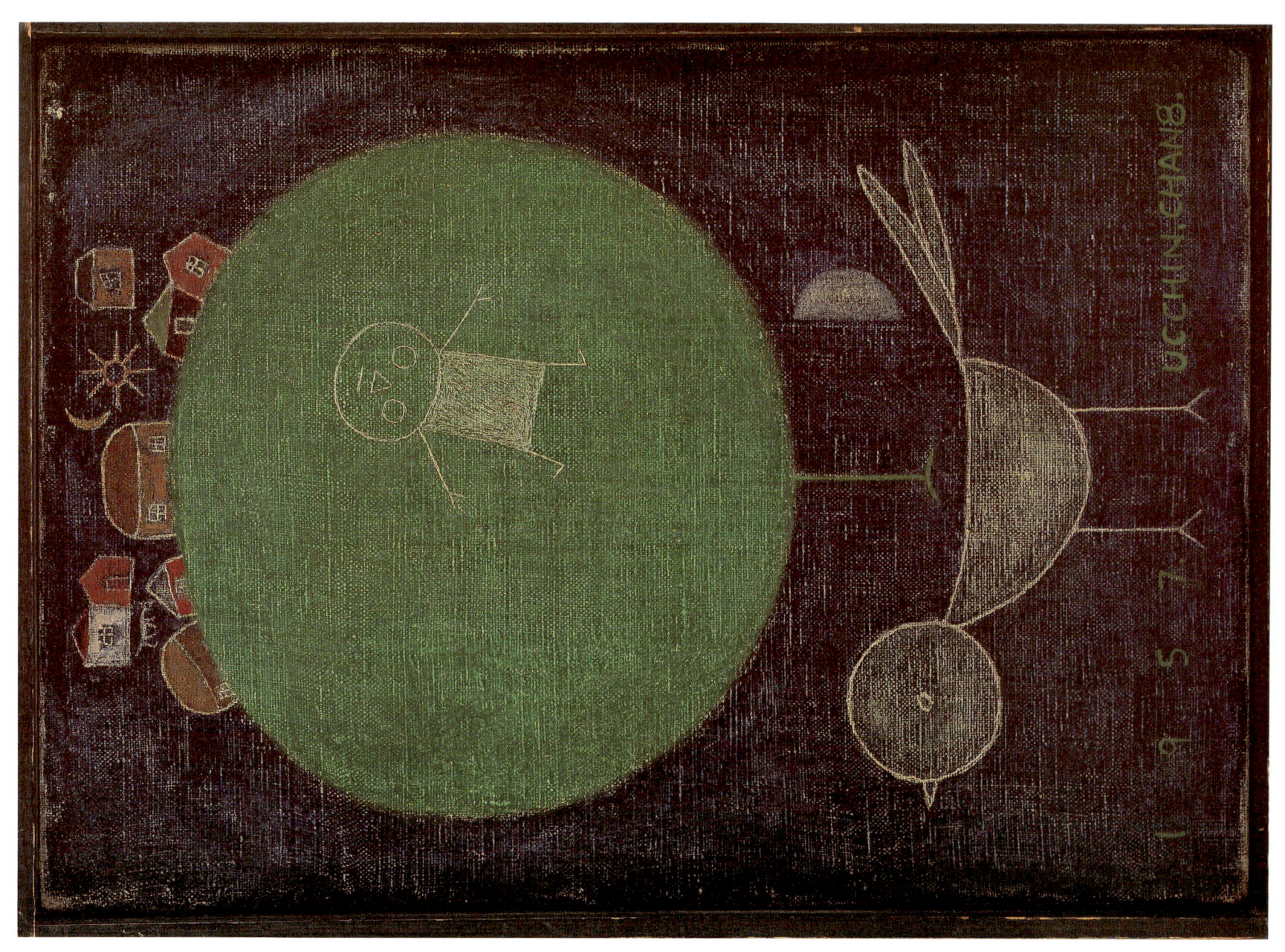

〈나무와 새〉 장욱진, 캔버스에 유채, 34 × 24cm, 1957년

어머니의 푸근한 사랑이 느껴지는 그림
모자(母子)·박수근

어린 자식을 품에 앉고 젖을 먹이는 어머니의 모습,
아무 근심 걱정 없이 행복한 마음으로 어머니의 젖을 먹고 있는
어린아이의 모습이 마냥 평화로워 보인다.
어머니의 젖을 물고 한 손에는 어머니의 젖가슴을 만지고 있는
아이의 천진난만한 모습과 아이에게 젖을 물리고 있는 어머니의 모습을
이 세상 어느 아름다운 명화에 비교할 수 있을까.
평소 박수근 화백은 자신의 작품 세계에 대해 "나는 인간의 선함과 진실함을
그려야 한다는 예술에 대한 대단히 평범한 견해를 가지고 있다."라고 밝혔듯이,
작가의 눈에는 어머니와 어린아이의 모습이
아마도 세상에서 가장 선하고 진실한 모습으로 비쳐졌을 것이다.
마치 오랜 세월 동안 이끼가 낀 화강암을 연상시키는,
두텁고 투박한 질감으로 처리되어 있어 소박하면서도
은은하게 보이는 이 그림은
어머니의 푸근한 사랑을 느끼게 한다.

캔버스에 유채, 45.5×38cm, 1961년

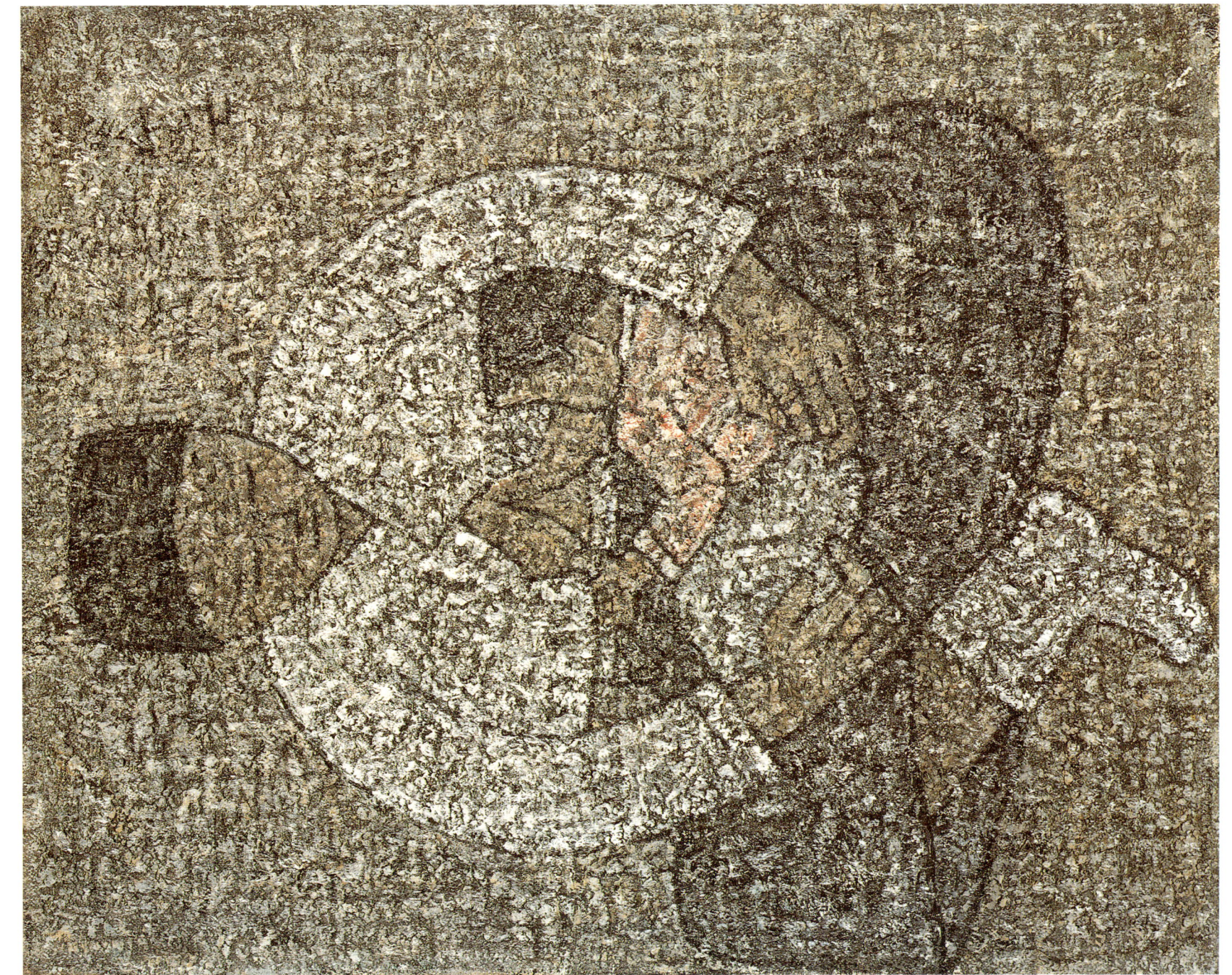

〈모자〉 박수근, 캔버스에 유채, 45.5×38cm, 1961년

일상에 숨어있는 삶의 미학이 스민 그림

노상 · 박수근

한가로운 오후, 시골 마을 어귀의 풍경이다.
골목 어귀에 쭈그리고 앉아 있는 두 노인이 곰방대를 물고
서로 이야기를 나누고 있는 모습이 무척이나 한가롭게 보인다.
어린아이를 등에 업고 한 손에는 아이의 손을 잡고 밭으로 나가는 어머니와
소쿠리에 하나 가득 맛있는 참을 담아 이고
바쁜 걸음을 재촉하는 아낙의 부지런한 모습도 보인다.
우리들의 생활 주변에서 쉽게 볼 수 있는 지극히 평범한 일상과
순박한 이웃들의 질박한 삶과 정서를 자연스럽게 투영시킨 그림이다.
가장 한국적인 작가, 향토 작가로 평가받고 있는 박수근 화백의 그림에는
따뜻한 인간애와 일상에 숨어있는 삶의 미학이 스며있다.

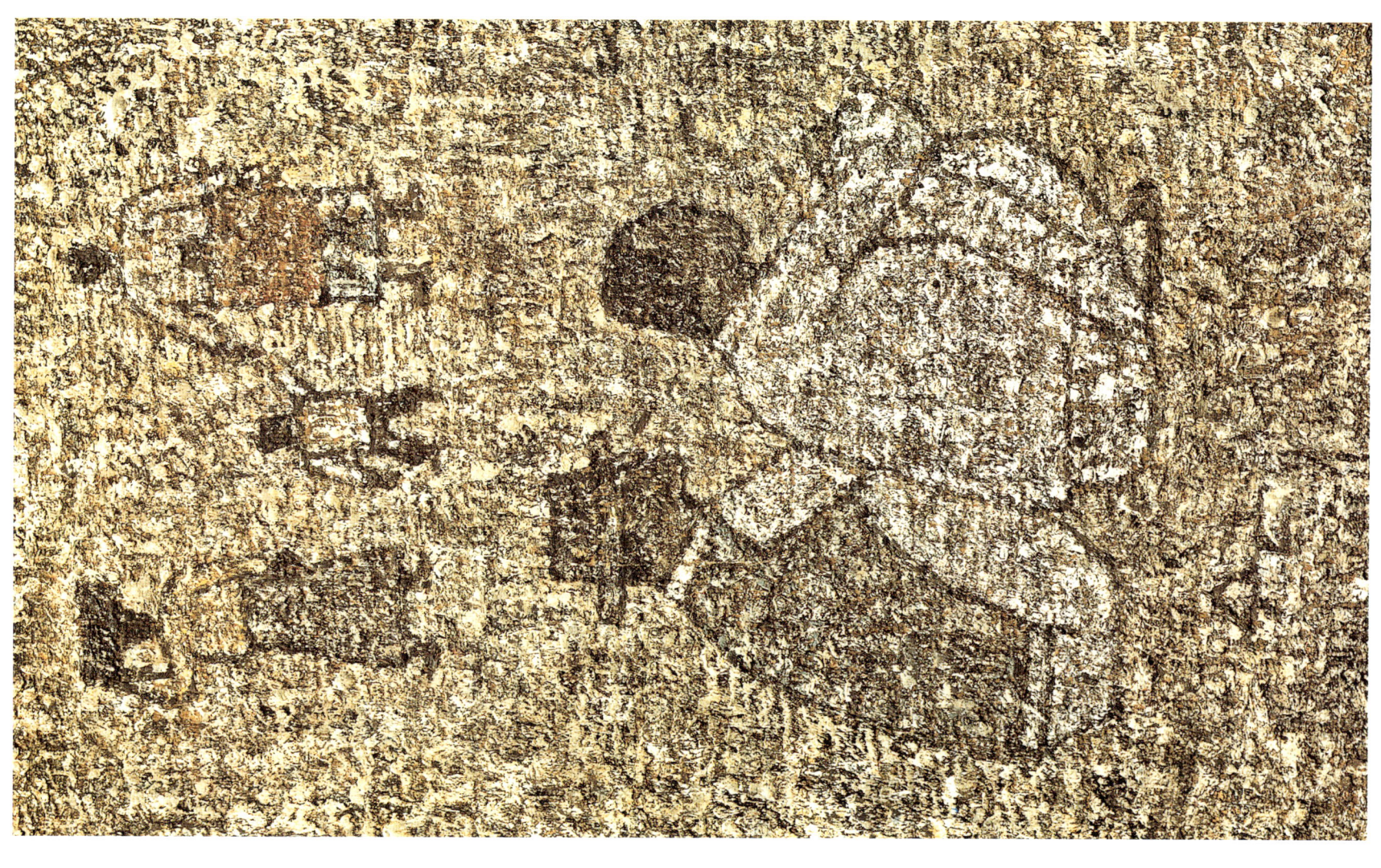
〈노상〉 박수근, 하드보드에 유채, 23×14cm, 1960년대

무한한 우주를 여행하는 듯한 그림

무제 · 김환기

"내가 찍은 점, 저 총총히 빛나는 별만큼이나 했을까,
눈을 감으면 환히 보이는 무지개보다 더 환해지는 우리 강산……"
밤하늘에 떠 있는 수많은 별무리 같기도 하고,
바닷가 백사장 모래알 같기도 하고,
무한한 우주의 생명체 같기도 한 점.
김환기 화백의 작품에 나타나는 점들은 먼 이국 땅에서 그려보는
고국에 대한 향수와 고향 산천에 대한 애절한 그리움이다.
화면 가득 빼곡이 채워진 푸른 점이
어두운 밤하늘에 떠 있는 별보다도 더 많이 느껴짐은
밤하늘에 떠 있는 별과는 비할 수 없을 만큼의 무한한 그리움의 반영이리라.
그래서인지 이 그림을 가만히 들여다보고 있으면,
화면 전체에 감도는 푸른 기운과 부드러운 곡선의 흐름이
그림 밖까지 계속 이어져 어디론가 끝없이 뻗어나갈 것 같은 기대를 갖게 한다.
그림에서 묻어나는 순수한 색채감과 공간감,
그리고 맑은 투명함으로 무한한 우주를 여행하고 있는 것 같은 착각마저 든다.

면포에 유채, 254×203cm, 1971년

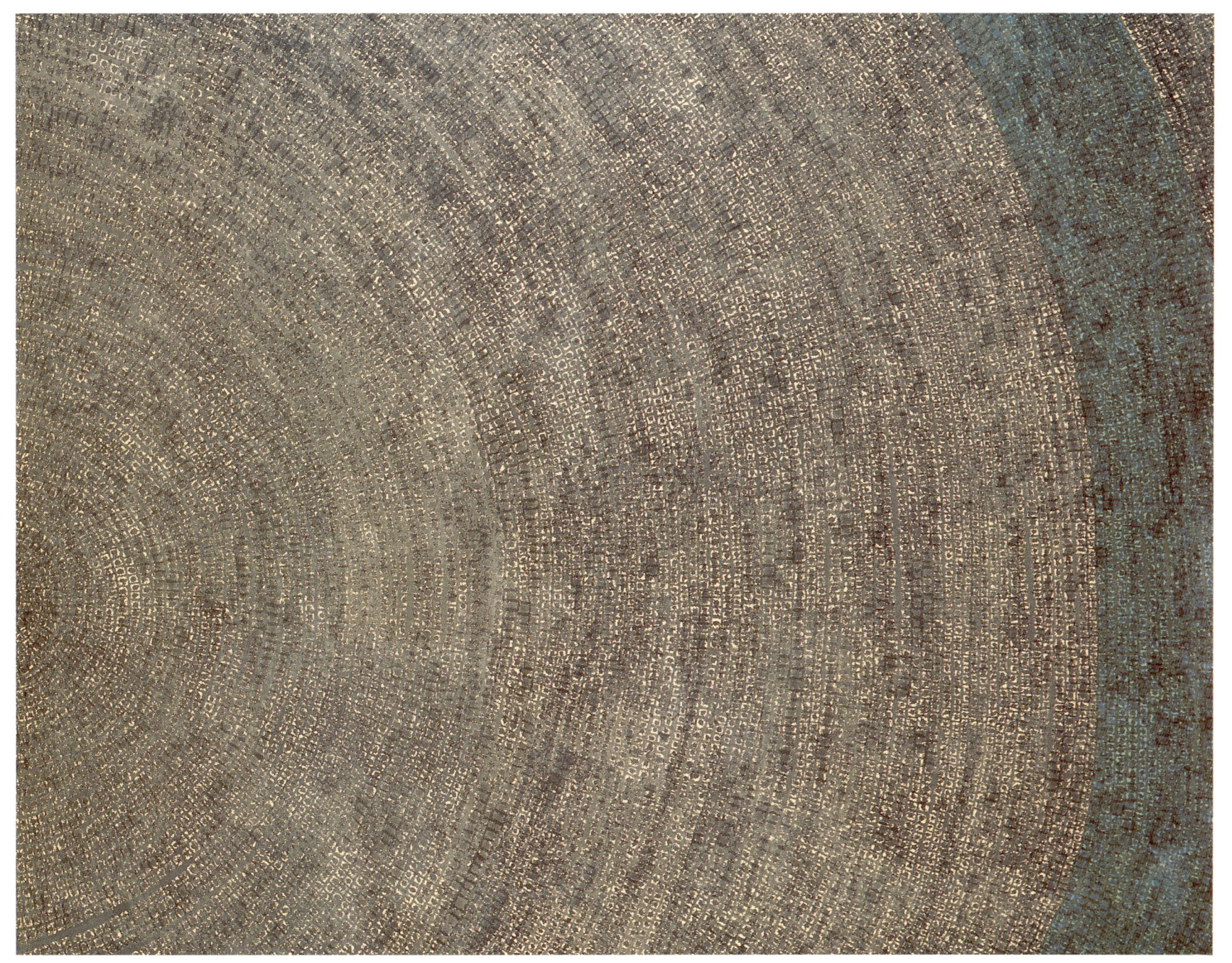

〈무제〉 김환기, 면포에 유채, 254×203cm, 1971년

황성옥

서울시립미술관 학예연구원으로 미술계에 입문한 이후 폭넓은 전시기획과 미술평론을 했다.
최근 미술출판 기획 쪽으로도 영역을 넓혀 현대미술의 저변 확대에 힘쓰고 있다.
2000년에는 한국미술협회가 선정한 「2000 자랑스러운 미술인상」을 수상하였으며,
현재 헤이리 미술전시관 '아트팩토리' 대표를 맡고 있으며 독립 큐레이터로서
다양한 전시 이벤트를 기획하고 있다.
쓴 책으로는《그림이랑 놀자》(총5권)《다시 찾은 우리 화가 이인성》이 있으며,
기획한 책으로는《우리 할아버지 이인성》《꽃과 영혼의 화가 천경자》등이 있다.

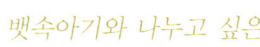 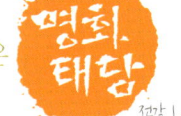

Copyright©한울림 2002

글 | 황성옥   그림 | 김기창 · 김환기 · 박수근 · 이중섭 · 장욱진 · 이왈종 · 이만익
펴낸이 | 곽미순   기획 | 곽미순   디자인 | Design 시

펴낸곳 | 한울림   편집 | 이은영 윤도경   디자인 | 김민서 이정화   마케팅 | 이정욱 김가연   관리 | 강지연
등록 | 1980년 2월 14일 제378-1980-000007호   주소 | 서울시 영등포구 당산로54길 11 래미안당산1차Ⓐ 상가
전화 | 02-2635-1400   팩스 | 02-2635-1415
홈페이지 | www.inbumo.com   블로그 | blog.naver.com/hanulimkids

첫판 1쇄 펴낸날 | 2002년 2월 25일
첫판 8쇄 펴낸날 | 2014년 6월 12일
ISBN 978-89-85777-64-3 13590(명화 태담) | 978-89-85777-61-2 13590(set)

이 책에 실린 글과 그림을 무단으로 복사, 복제, 배포하는 것은 저작권자의 권리를 침해하는 것입니다.